Guia prático da beleza por dentro e por fora

Juliana Neiva, Paula Neiva e Carolina Ribeiro

Guia prático da beleza por dentro e por fora

FONTANAR

EDITORA OBJETIVA LTDA.
Rua Cosme Velho, 103
Rio de Janeiro — RJ — CEP: 22241-090
Tel.: (21) 2199-7824 — Fax: (21) 2199-7825
www.objetiva.com.br

Capa, projeto gráfico de miolo e ilustrações
Carolina Vaz

Revisão
Cristhiane Ruiz
Rita Godoy
Fernanda Villanova

Editoração eletrônica
Filigrana

CIP-BRASIL. CATALOGAÇÃO-NA-FONTE
SINDICATO NACIONAL DOS EDITORES DE LIVROS, RJ

N338g

Neiva, Juliana
Guia prático da beleza por dentro e por fora / Juliana Neiva, Paula Neiva, Carolina Ribeiro. - 1. ed. - Rio de Janeiro : Objetiva, 2014.

191p. ISBN 978-85-390-0624-3

1. Beleza física - Manuais, guias, etc. 2. Cuidados com a beleza - Manuais, guias, etc. I. Neiva, Paula. II. Ribeiro, Carolina. III. Título.

14-15852 CDD: 646.726
CDU: 646.75

Sumário

Introdução | 6

Prefácio | 12

1. Hidratação | 14

2. Flacidez | 30

3. Rugas | 42

4. Celulite | 58

5. Acne | 74

6. Cabelos | 88

7. Unhas | 104

8. Tecnologia | 114

9. O poder antioxidante | 122

10. Mente | 142

Semana do bem-estar por dentro e por fora | 152

Agradecimentos | 182

Bibliografia | 185

Introdução

"Conhece-te a ti mesmo." — **Provérbio grego**
"Ame a si mesmo e observe." — **Buda**
"Ame o seu próximo como a si mesmo." — **Mateus, 22:39**

Há alguns anos, nos bastidores de uma entrevista, o CEO de uma grande empresa de cosméticos dizia como o Brasil tinha se tornado um mercado estratégico para as grandes empresas desse setor. De origem italiana, um país onde homens e mulheres sinalizam a vaidade sem qualquer constrangimento, ele afirmou que os brasileiros não ficavam atrás de seus compatriotas. Ao contrário. Levando-se em conta os gastos com produtos de beleza, o Brasil estava à frente da Itália, assim como da maioria dos países do mundo, incluindo a França, berço de inovações dessa indústria.

Os dados do Euromonitor, instituto que acompanha essa indústria, confirmam nossa posição de destaque no cenário mundial. Somos o terceiro maior mercado no setor de beleza, higiene e perfumaria, perdendo apenas para os Estados Unidos e o Japão, e com perspectivas de chegar ao segundo lugar até o final desta década. Temos a liderança absoluta em desodorantes e fragrâncias, a terceira colocação nos segmentos de cuidados com os cabelos e a segunda em cuidados com o corpo.

Recentemente, a presidente de outra grande marca internacional de cosméticos concedeu uma entrevista em que detalhava ainda mais o nosso perfil. Dizia a executiva que as brasileiras são mais confiantes e seguras que as mulheres de outras nacionalidades e que querem parecer jovens e bonitas de forma natural, sem precisar carregar nos contornos e nas cores artificiais da maquiagem.

Essa impressão é corroborada por dados de outro importante instituto de pesquisa, o Datamonitor, que mostram que, para a maioria dos brasileiros, sejam mulheres, sejam homens, a aparência é essencial. Nove em cada dez pessoas no Brasil classificam como importante ou muito importante aparentar o melhor de si no dia a dia (e não apenas em ocasiões especiais).

Os cuidados com a beleza, com a aparência e com o bem-estar fazem parte da nossa cultura. E que ninguém nos julgue, por favor. Sendo assim, a todo tempo somos bombardeados com novidades, que se espalham nas prateleiras de supermercados, farmácias e perfumarias, nas páginas de revistas e jornais e pela imensidão da internet. O volume de informações é enorme, mas muitas vezes nem todas são confiáveis, e não é possível compreendê-las ou organizá-las de acordo com o que é relevante e cientificamente embasado.

Escrevemos o **Guia prático da beleza por dentro e por fora** para dividir com você dicas e informações preciosas coletadas em anos de experiência em nossas especialidades (Dermatologia, Nutrição e Jornalismo de Saúde), em consultório, em congressos nacionais e internacionais e em instituições e publicações científicas renomadas. Queremos ajudá-lo a conhecer mais sobre sua pele, sua alimentação, sua mente e sobre as estratégias que podem fazer toda a diferença para você aprimorar os cuidados pessoais e viver mais e melhor. Como prevenir rugas e marcas de expressão? Quais alimentos você deve priorizar na sua lista de produtos orgânicos no mercado? Você sabia que um delicioso banho quente pode ressecar a pele? Quer descobrir como protegê-la desse efeito indesejável? E como funcionam as novas e potentes tecnologias para tratamentos estéticos? Qual a meditação que tem chamado a atenção de profissionais da saúde e está sendo usada como terapia complementar para alguns distúrbios de pele e outras doenças? As respostas para essas e outras questões estão nos capítulos que preparamos para você neste livro.

Escolhemos temas que despertam especial interesse das brasileiras que prezam pelos cuidados com a beleza. Entre eles: celulite, flacidez, rugas, acne, hidratação, cabelos, unhas, alimentos poderosos, tecnologia. E preparamos um programa de sete dias com dicas para que você dê o primeiro passo para mudanças concretas em vários aspectos importantes do seu dia a dia.

Não é de hoje que a vaidade é uma questão valorizada entre nós, brasileiros. Três séculos atrás, nos tempos do Brasil Colônia, já incorporávamos hábitos importados da Europa ou desenvolvidos por aqui mesmo com nenhum intuito se não o de favorecer a beleza e esconder o que então eram consideradas imperfeições. Naquela época, já se depilava sobrancelha, pintavam-se olhos e lábios, usavam-se unguentos, passava-se pó claro no rosto e ruge feito de pau-brasil para corar as bochechas.

A busca pelo belo acompanha o ser humano desde as primeiras civilizações, tendo despertado, ao longo dos milênios, o interesse dos grandes pensadores. Alguns, como Platão, teorizaram a respeito. Outros, como Leonardo da Vinci, tentaram encontrar padrões universais que explicassem a beleza. Ainda assim, até hoje não se chegou a um consenso. Mesmo porque o que nos enche os olhos e nos deixa deslumbrados depende tanto da perspectiva individual quanto da inserção em uma linha do tempo.

Os rituais de embelezamento já eram comuns entre os povos antigos. Cleópatra, rainha do Egito, conhecida por sua beleza (e por ter ganhado o coração de dois dos mais poderosos homens de sua era, os imperadores Júlio César e Marco Antônio), costumava banhar-se com leite azedo de cabra para deixar a pele mais bonita. Talvez desconhecesse que sua receita funcionava por causa do efeito do ácido lático, que de fato ajuda na eliminação das células mortas, na hidratação e na renovação da pele.

A preocupação com a aparência não era exclusiva dos soberanos. Há indícios de que os primeiros salões de beleza tenham nascido na Grécia Antiga. Por muito tempo, no entanto, houve um hiato na prática intensiva dos cuidados ostensivos com a beleza. Os cristãos, para reforçar o rompimento com o paganismo, condenaram o uso desses produtos e outras vaidades. No final da Idade Média, havia cosméticos disponíveis, mas recorrer a eles era malvisto. Alguns consideravam o uso desses produtos um pecado, pois representaria o desejo de mudar o que Deus fez. No Renascimento, ressurgiu a valorização da beleza, do adorno, do visual incrementado. No século XVI, estar belo era como colaborar para revelar Deus. No século XVIII, era uma forma de expressar sensibilidade. Atualmente, os pesquisadores do campo da psicologia social identificam que a beleza passou a ser um instrumento para que cada um crie e exerça sua individualidade.

Antes de começar a leitura dos próximos capítulos, vamos apresentar alguns conceitos para que você já conheça melhor a sua pele. Que tal saber mais sobre os tipos de pele e as escalas que ajudam os dermatologistas a classificá-la?

Cada tipo de pele tem características próprias e exige cuidados específicos. A pele pode ser normal (com poros pequenos e geralmente invisíveis, aspecto saudável e boa elasticidade) ou:

- Oleosa: tem maior produção sebácea. Em geral é mais brilhosa, mais propensa a apresentar cravos, espinhas e poros dilatados.
- Seca: é mais opaca e propensa a ficar vermelha ou descamar. Em geral, tende mais ao aparecimento de ruguinhas e fissuras.
- Mista: é o tipo mais comum, com oleosidade maior na região que compreende testa, nariz e queixo (a famosa "zona T"). Sua espessura é mais fina e pode propiciar o aparecimento de rugas precocemente.

Há, ainda, a pele sensível, que requer atenção especial. É mais reativa e propensa a coceiras, irritações e desconfortos. A gravidade dessa hiper-reatividade e as causas (clima, procedimentos estéticos, atopia) podem variar de uma pessoa para outra.

Com relação à cor, tanto fatores genéticos quanto ambientais (principalmente a exposição ao sol) podem contribuir para o tom da pele. A classificação de Fitzpatrick[1] é a mais usada para essa finalidade. De acordo com ela, os tipos de pele vão do I (mais claro) ao VI (mais escuro):

I (branca): é bastante sensível ao sol. Nunca fica bronzeada, mas sempre queima.

II (branca): é sensível ao sol. Bronzeia pouco e sempre queima.

III (morena clara): queima e bronzeia moderadamente. A sensibilidade ao sol é normal.

IV (morena moderada): queima pouco e sempre bronzeia. A sensibilidade ao sol é normal.

V (morena escura): sempre bronzeia, mas queima raramente. Pouco sensível ao sol.

VI (negra): nunca queima e é totalmente pigmentada. Insensível ao sol.

Acreditamos que o conhecimento seja um grande estímulo para que mudanças de estilo de vida aconteçam para melhor. Por isso, esperamos que este *Guia prático da beleza por dentro e por fora* ajude você a dar um primeiro passo para querer ou manter um estilo de vida saudável e feliz. Lembre-se

1 Fonte: Sociedade Brasileira de Dermatologia (SBD).

das palavras da top model norte-americana Carmen Dell'Orefice (nascida em 1931, ela é conhecida como a modelo mais velha do mundo da moda): "Autodisciplina não é uma palavra feia." Disciplina para aplicar o conhecimento é uma receita ainda mais eficiente para você conquistar o que quiser. E saiba: nada substitui o contato pessoal e direto com o profissional de saúde, e toda orientação, antes de ser colocada em prática, deve ter o aval do seu médico.

Esperamos que você goste. Boa leitura!

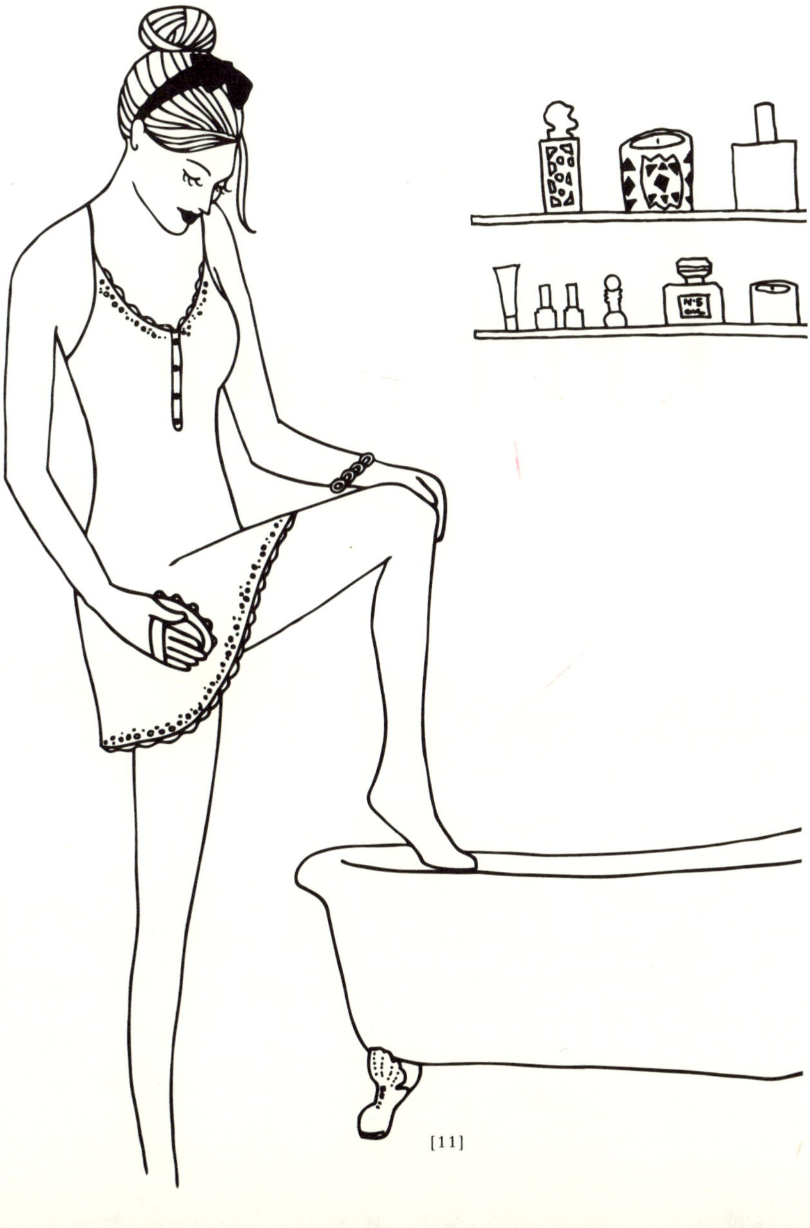

Prefácio

Para não correr o risco de achar que este é mais um livro de autoajuda, só porque se chama *Guia prático da beleza por dentro e por fora*, sugiro uma inversão de leitura: comece pela bibliografia, lá no fim da obra. Vá passeando pela seriedade das obras consultadas, nacionais e internacionais, os trabalhos acadêmicos, as universidades e os trabalhos citados, tanto gringos quanto brazucas, e veja se não é para chegarmos tranquilos à conclusão de que as autoras trabalharam com meticulosidade, pouco comum a esse tipo de obra.

É como se elas tivessem escrito mais de um livro em um só, por causa da seriedade dessa pesquisa e dessa investigação, o que leva cada capítulo a ter uma rica estrutura própria de mitos e verdades e de receitas caseiras. Os problemas mais frequentes ganharam um capítulo cada: hidratação, flacidez, rugas, celulite, acne, cabelos e unhas.

Em seguida o critério muda, e novos capítulos aparecem, mas, em vez de problemas, passam a mostrar soluções: tecnologia; vitaminas e o poder antioxidante; mente, com um teste de atenção; e um programa completo para uma semana do bem-estar "por dentro e por fora", com cardápios para café da manhã, lanches, almoços e jantares, receitas para todos os dias, listas de compras inclusive para feiras, o que não deve ser esquecido no cardápio de proteínas e — sempre bom lembrar — o que evitar.

Quase sempre o problema da autoajuda está em quem precisa de ajuda: as pessoas têm preguiça, sofrem de falta de força de vontade. Neste livro, da parte de quem presta ajuda, você não pode esperar uma informação mais bem-apurada, nem de mais boa vontade: as autoras querem ajudar você, e se empenharam muito para isso. Fica mais feio arrumar desculpa para não seguir as orientações deste guia.

Thomaz Souto Corrêa

Thomaz Souto Corrêa é jornalista e atualmente vice-presidente do Conselho Editorial do Grupo Abril

1. Hidratação

"Falta de tempo é a desculpa daqueles que perdem tempo por falta de métodos."
Albert Einstein (1879-1955), físico alemão.

Se você é daquelas pessoas que nunca têm tempo para hidratar a pele e que jamais colocariam essa tarefa na sua lista de prioridades, reveja seus conceitos. "Falta de tempo é a desculpa daqueles que perdem tempo por falta de métodos", dizia o gênio alemão Albert Einstein.

A hidratação é um fator diretamente envolvido no processo de envelhecimento da pele, seja porque a pele ressecada é mais suscetível ao envelhecimento, seja porque a inexorável ação do tempo faz com que exista um declínio natural da capacidade de a pele se manter nutrida e reter água. Por exemplo: em uma mulher na faixa de 60 anos, a produção das glândulas sebáceas, cuja função é evitar a perda de água da pele, é 40% menor em relação a uma mulher jovem, segundo artigo publicado na revista científica *US Pharmacist*. Vários estudos também apontam para uma estreita associação entre a menopausa e as mudanças na hidratação da pele, embora esses mecanismos ainda não tenham sido totalmente esclarecidos.

Antes de avançar, vamos recapitular alguns conceitos básicos sobre a função da pele e sua estrutura. A pele promove a interface do organismo com o ambiente, ao mesmo tempo em que atua como um manto protetor contra a perda de água e nutrientes e a agressão de agentes externos (como poluição, sol, frio...). A pele bem-hidratada desempenha melhor esse duplo papel, pois a água faz do tecido cutâneo uma barreira mais eficiente. A boa hidratação confere, também, elasticidade à pele.

A epiderme é a mais externa das três camadas que compõem a pele (as outras duas são a derme, intermediária, e a hipoderme, mais profunda) e está continuamente exposta ao ambiente. Ela possui quatro camadas: basal, mais interna; espinhosa; granulosa; e córnea, que chamaremos de estrato córneo. O estrato córneo é a camada mais externa de todas elas. É composta por células que se formam na camada basal (e vão se diferenciando até chegar ao estrato córneo anucleadas) e por outras substâncias que veremos adiante.

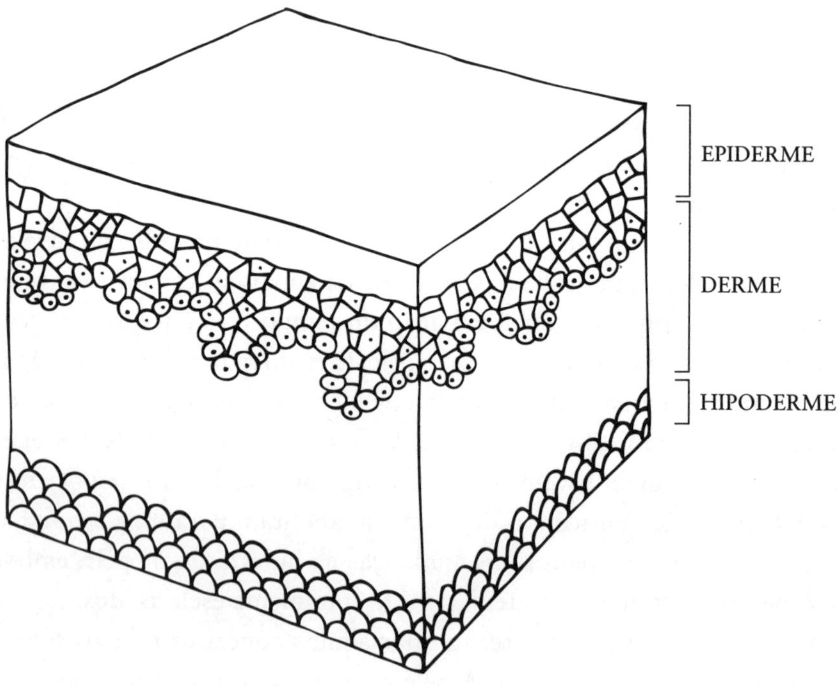

A integridade da camada córnea é essencial para a boa hidratação da pele, pois nela estão o chamado fator de hidratação natural e o manto lipídico — importantíssimos para prevenir o ressecamento.

O fator de hidratação natural é a combinação de compostos produzidos na pele que têm a capacidade de reter água. Entre esses compostos, que respondem por 20% a 25% do estrato córneo, estão a ureia, os ácidos lático, glicólico, pirúvico, málico e fosfolipídios.

Mas nem só de água se faz a hidratação. A boa hidratação cutânea depende também do manto lipídico, uma gordura do bem que funciona como um filme protetor da superfície da pele. O manto lipídico é uma camada oclusiva, como uma espécie de capa de gordura, que evita a evaporação de água para o meio ambiente. É composta por substâncias oleosas, como o sebo, os lipídeos resultantes do processo de maturação das células, os ácidos graxos, o colesterol e vários tipos de ceramidas (o equilíbrio entre os vários tipos de ceramidas, aliás, é fundamental para o bom funcionamento da barreira cutânea).

Para evitar o ressecamento da pele é preciso proteger o estrato córneo e também garantir que cheguem a ele os suprimentos necessários. Para isso, a alimentação balanceada e a ingestão ideal de água são imprescindíveis. Como a epiderme não é alimentada diretamente por vasos sanguíneos, os nutrientes e a água chegam através da boa irrigação das camadas mais internas da pele. A derme influencia a hidratação também por contribuir para a retenção de água na pele através da ação dos glicosaminoglicanos. Na pele ressecada, o estrato córneo é mais espesso. A cútis fica mais grossa, opaca e com textura áspera. Podem aparecer rachaduras e um aspecto similar ao de escamas de peixe. É preciso estar atento, pois o ressecamento cutâneo também pode, em alguns casos, indicar problemas de saúde. Hipotireoidismo, dermatite atópica, asma, deficiência de zinco e até tumores, entre outros males, podem ser a raiz do problema. Portanto, não deixe de fazer um checkup preventivo anualmente.

* * *

Há dois tipos de hidratantes. Eles podem ser oclusivos (aqueles que formam uma barreira oleosa, que impede a evaporação de água) ou umectantes (com compostos que ajudam a pele a reter água). São exemplos de hidratantes oclusivos: óleo de semente de uva, óleo de amêndoas e lanolina. Entre os umectantes estão a glicerina, a ureia e o ácido hialurônico, entre outros.

O dermatologista pode orientá-la na escolha do produto ou da combinação de produtos mais eficiente para você. Uma novidade nesse campo são as aquaporinas, uma descoberta tão interessante que rendeu, em 2003, um Prêmio Nobel ao seu descobridor, o químico americano Peter Agre. As aquaporinas são proteínas transmembranárias, ou seja, uma espécie de aqueduto que permite a passagem de moléculas de água entre as células.

***

À luz da sabedoria de Einstein, o físico mais famoso do nosso tempo, crie a sua própria equação matemática: aquela em que

$$H + D = PJ \times t$$

Hidratação + Disciplina = Pele jovem e saudável por mais tempo

Com método é mais fácil impedir que as desculpas (e a preguiça) contaminem você. Hidrate a pele todos os dias, beba bastante água e siga um cardápio equilibrado. Mesmo se você achar que a sua pele não precisa ser hidratada, lembre-se de que o melhor tratamento contra o ressecamento é preveni-lo.

Dicas

Reciclagem de hábitos

Essa dica tem a ver com reciclagem. Aproveite um frasquinho vazio daqueles de xampu de hotel e encha-o com o seu hidratante preferido. Mantenha-o na bolsa e reaplique o hidratante ao longo do dia, especialmente se estiver em ambiente com ar-condicionado ou após lavar as mãos. Faz bem para a pele e para o meio ambiente. Manter os potes de cremes e loções à vista, sobre a bancada do banheiro ou na mesinha de cabeceira, pode ajudá--la a lembrar que passar hidratante na pele deve ser um ritual diário.

Banho nota 10

Pode até ser que o banho quente ajude a relaxar e levar parte do estresse do dia a dia pelo ralo. Mas é preciso moderação. Banhos longos e com água quente danificam a camada de gordura e água que recobre a pele e a protege contra o ressecamento. Aumentam, também, os riscos de vermelhidão, rachaduras e irritação. O melhor é optar por banhos rápidos e com água morna ou fria. E, independentemente da temperatura da água, uma ótima dica para colocar em prática é passar uma camada de óleo de semente de uva ou de amêndoas antes de entrar no chuveiro. Para quem não tem o hábito de passar hidratante após o banho, uma boa opção são os hidratantes *leave-in*, que podem ser aplicados ainda no boxe, sobre a pele molhada. Atenção também à hora de se enxugar. A toalha deve ser usada com gentileza, evitando esfregá-la com força contra a pele.

Onde mora o perigo

Os joelhos e cotovelos possuem pouca quantidade de glândulas sebáceas, o que gera um ressecamento natural nessas áreas. A pele mais áspera, ainda mais em regiões de movimentos repetidos como essas, que sofrem com atrito constante e acúmulo de células mortas, resulta numa coloração mais escura, com textura rugosa e aspecto opaco. Por isso, tenha um carinho especial nos cuidados. Aproveite a receita que trazemos neste capítulo (veja na seção *Receitas Caseiras*) e faça esfoliação três vezes por semana, antes de passar o hidratante mais recomendado para você.

Além de joelhos e cotovelos, outras áreas comumente afetadas pelo ressecamento são braços e pernas de maneira geral, e o colo. As mãos também merecem atenção, pois costumamos lavá-las várias vezes ao dia. Sabonetes, detergentes e outros produtos de limpeza com ação desengordurante, quando usados com frequência, podem remover a fina capa lipídica e intensificar o processo de ressecamento das mãos. Não se esqueça de passar hidratante sempre depois de lavar as mãos e use luvas quando estiver lavando louça ou fazendo faxina. Essas medidas também deixarão as cutículas de suas unhas mais bem-hidratadas.

Otimize a ação hidratante

Se a sua pele é ressecada, a combinação de tipos diferentes de hidratante pode ser mais eficiente para reverter esse problema. Como já explicamos, os hidratantes oclusivos formam uma barreira física que protege a pele da perda de água. Já os umectantes ajudam a reter a água. Massagear a pele (*acompanhe nossas sugestões de movimentos a seguir*) com rolinho ou com as mãos dá uma ajudinha extra para aumentar a absorção desses compostos.

Lábios de mel

O lábio é uma mucosa e, assim como o restante da pele, sofre com o ressecamento. A exposição ao sol, as mudanças de temperatura bem como o clima frio ou com baixa umidade fazem a hidratação do lábio diminuir. Passe protetor labial com hidratante diariamente (também como forma de prevenir câncer nessa região). Se o lábio estiver ressecado, experimente dormir alguns dias com uma pomada à base de vitamina B5, como aquelas usadas para evitar assaduras no bebê.

E quem disse que não se pode esfoliar a boca? Misture meia colher de chá de açúcar e a mesma medida de mel, passando sobre os lábios com os dedos, de um lado para o outro. Seus lábios ficarão mais hidratados e com um gostinho especial.

Skinboosters

O ácido hialurônico, como já falamos, é uma substância que o organismo produz naturalmente e que está presente na pele. Ela tem grande poder de hidratação, pois retém água, mas sua concentração diminui com o envelhecimento. Uma novidade que tem tido boa resposta em consultório são os *skinboosters*, produtos injetáveis feitos à base de ácido hialurônico. A ideia é hidratar a pele de dentro para fora e melhorar seu brilho e viço (além de minimizar rugas finas em regiões como pescoço, colo, mãos e ao redor dos olhos). Não confunda essa utilização com o preenchimento, que é usado em sulcos, por exemplo, e que também é feito por meio de injeções de ácido hialurônico.

A cor da urina

A sede não é a maneira mais confiável para aferir a necessidade de ingestão de líquidos. Uma pessoa pode estar desidratada e, ainda assim, não sentir sede. Para a maioria das pessoas saudáveis, um bom indicativo é ficar de olho na cor da urina. É simples: a coloração deve ser amarela bem clara. Se estiver amarelo-escura, é sinal de que você precisa aumentar a sua ingestão de água.

Qualquer líquido vale?

Não é porque você está bebendo líquidos que eles funcionam como água no seu organismo. O álcool e a cafeína, por exemplo, podem surtir o efeito contrário. Refrigerantes e sucos industrializados devem ser evitados, pois contêm aditivos químicos, como conservantes. Bebidas repositoras energéticas podem ser úteis em situações específicas, como durante atividades físicas intensas. Sucos de frutas naturais são uma boa opção para hidratar e repor energia, mas cuidado com as calorias. Um copo de suco de laranja, por exemplo, tem, em média, 150 calorias. A Faculdade de Saúde Pública da respeitadíssima Universidade Harvard recomenda que água corresponda a, no mínimo, metade do líquido ingerido diariamente.

Os 25%

Uma parte significativa da nossa hidratação é proveniente da água dos alimentos que ingerimos. Entre as boas fontes do mineral estão: melancia, melão, pera, alface, pepino, brócolis e chuchu.

O campo que se dedica ao estudo dos nutrientes que agem especificamente em prol da boa hidratação da pele ainda está desbravando esse conhecimento. Mas há trabalhos científicos com resultados promissores e que mostram uma associação positiva entre o consumo de substâncias como licopeno, vitaminas C e E, isoflavona, cacau, luteína e ácidos graxos poli-insaturados (ômegas 3 e 6) e o aumento da hidratação em determinados grupos de pacientes.

Água, sim!

A vida é tão corrida que, não raro, passamos horas a fio sem beber um gole d'água. Melhor criar algumas estratégias para aumentar a ingestão de líquidos, não é mesmo? Pensando nisso, a equipe médica da Universidade de Michigan, nos Estados Unidos, criou uma tabela com dicas para facilitar a nossa vida. Nós nos inspiramos em algumas delas:

- Substitua os *coffee breaks* por *water breaks*. Ou seja, em vez de fazer uma pausa no trabalho e ir direto para a máquina de café, rume para o bebedouro.

• Tenha a sua garrafinha de água à mão ao longo do dia. E, caso o recipiente seja reutilizável, lave-o diariamente com água quente e sabão.

• Use uma garrafinha de vidro para levar água no carro. Elas podem ser menos suscetíveis a liberar substâncias tóxicas se expostas ao calor.

Águas aromatizadas

Outra forma de aumentar a ingestão de água e fugir da mesmice é preparar águas aromatizadas, misturando ervas, frutas, especiarias e até legumes crus (sim, você leu certo) à água filtrada gelada. Depois de fazer a mistura, deixe uma hora na geladeira, para evidenciar o sabor. Algumas ideias:

• H_2O e...

... hortelã, manjericão, alecrim ou sálvia

... anis estrelado, canela em pau, cravo ou gengibre em lascas

... rodelas de limão siciliano, laranja, maçã em lascas, morangos, framboesa, abacaxi ou carambola

... abobrinha ou pepino cortado em rodelas

Proteção de avião

Dentro do avião, a umidade do ar é baixa. E, especialmente em viagens longas, outros fatores facilitam ainda mais o ressecamento da pele. Entre eles: a pouca movimentação (piora a circulação), o comprometimento do sono, o fuso horário... Para minimizar os danos, algumas dicas:

1. Evite excesso de álcool e de cafeína a bordo;
2. Beba bastante água;
3. Coloque o hidratante na sua bolsa de mão e aplique-o assim que sentar em sua cadeira (verifique a quantidade máxima permitida para o recipiente em voos internacionais);
4. Use produtos de beleza aos quais já esteja acostumada. Essa não é a melhor hora para testar aquele creme in-crí-vel que comprou na viagem;

5. Lembre-se de aplicar hidratante nos lábios e de passar o protetor solar antes de descer do avião, se pousar durante o dia.

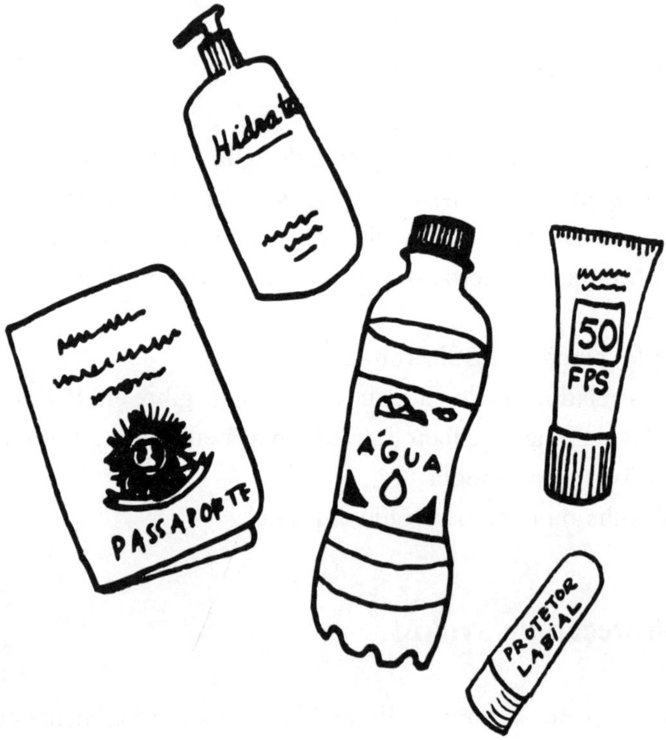

Mitos & verdades

Tomar vários banhos por dia resseca a pele?

O clima tropical e o hábito herdado dos primeiros habitantes do Brasil, os índios, fizeram com que o banho diário se tornasse parte da nossa cultura. Muitos de nós costumamos tomar não apenas um banho por dia, mas vários, especialmente no verão. Mas atenção, pois banho em excesso faz mal à pele. Tanto a água quanto o sabonete ajudam a desfazer o manto lipídico, deixando a pele mais suscetível ao ressecamento e a problemas como irritação e alergias. Pacientes com a pele muito ressecada podem limitar o uso de sabonete às axilas, partes íntimas e rosto, na maior parte dos banhos. Os danos podem ser ainda mais severos em idosos, cuja proteção cutânea é naturalmente menor. Alguns médicos recomendam que esse grupo de pacientes tome banho em dias alternados.

Quanto mais água se bebe, mais hidratada fica a pele?

É curioso, mas ainda não há um consenso sobre a quantidade exata de água que devemos ingerir por dia, já que há variações individuais de acordo com a dieta e a prática de exercícios, entre outros fatores. Como orientação geral, recomenda-se que as mulheres bebam 2,7 litros ao dia e os homens 3,7 litros, sendo que, em média, ¼ disso já é consumido por meio dos alimentos. O corpo possui uma capacidade máxima para a absorção de água. Em excesso, ela é prejudicial e faz com que a pessoa perca sais minerais pela urina. De acordo com um estudo publicado no *New England Journal of Medicine*, atletas de alta performance, como corredores de maratonas, estão no grupo de risco para o problema, pois costumam perder a noção da quantidade de líquidos que bebem durante o exercício. Entre os sintomas desse consumo excessivo estão: vômitos, fadiga, confusão mental e, em casos mais graves, até parada respiratória.

O protetor solar funciona como hidratante?

Depende. Nem todo protetor solar é hidratante. Mas existem produtos no mercado que têm essa dupla função ou que incorporam ainda mais utilidades, como os BB creams (sobre os quais falaremos mais detalhadamente adiante no capítulo 3, *Rugas*). Caso o produto escolhido não tenha dupla função, o ideal é aplicar primeiro o hidratante e esperar que seja absorvido para, então, passar o filtro. Essa é uma dobradinha de ouro para ser usada em qualquer idade e que faz toda a diferença para manter a pele saudável e jovem por mais tempo.

Pele oleosa não precisa de hidratante. Certo?

Errado. Mesmo a pele oleosa deve ser hidratada, pois a pele oleosa malcuidada pode estimular ainda mais a produção das glândulas sebáceas. Procure a orientação de um dermatologista para escolher o melhor produto para você, e atenção: é indispensável que o hidratante seja específico para esse tipo de pele.

RECEITAS CASEIRAS

UM DOCE DE ESFOLIANTE

Experimente adotar o estilo "faça você mesmo" de vez em quando e produza o seu próprio esfoliante caseiro, para clarear e hidratar joelhos e cotovelos. Recomendamos fazer esse ritual de beleza três vezes por semana. O leite contém ácido lático, com poder de hidratação, além de ação clareadora. O mel deixa a pele mais macia, enquanto a aveia ajuda as células a se soltarem, facilitando a descamação.

Ingredientes: 1 colher de sopa de aveia em flocos, 1 colher de sobremesa de mel e 1/2 xícara de leite integral.

Modo de preparo: misture todos os ingredientes. Aplique a mistura fazendo massagens circulares por 5 minutos. Retire com água morna.

UM DIA DE MENU HIDRATANTE

Café da manhã

- Suco verde da hidratação (traz luteína e vitamina C)
- 1 a 2 fatias de pão integral com pastinha de tofu com ervas finas (contêm isoflavonas)

Lanche 1

• 1 banana amassada com *nibs* de cacau e lascas de amêndoas (flavonoides, ácidos graxos poli-insaturados e vitamina E)

Almoço

• Barquinha de pimentão vermelho recheado com carne moída (licopeno e ácido lipoico)

• Espaguete de quinoa com molho de tomate e manjericão

• Salada verde com semente de girassol

Sobremesa

• 1 kiwi

(rico em vitamina C)

Lanche 2

• 3 colheres de sopa de abacate amassado com limão e mel (vitaminas C e E)

Jantar

• Atum em crosta de gergelim

(ácidos graxos poli-insaturados, vitaminas C e E)

• Batatas assadas com azeite e alecrim

(ácido lipoico)

• Couve manteiga refogada em alho e azeite

(luteína, vitamina E)

Sobremesa

• 1 tangerina

(vitamina C)

Ceia

• 1 copo de suco de caju

(vitamina C)

RECEITAS

Suco verde da Hidratação

1 xícara de espinafre levemente cozido no vapor com o suco de 2 laranjas e 2 colheres de sopa de acerola. **Modo de preparo:** bater no liquidificador com ou sem gelo.

Pastinha de tofu com ervas finas

2 colheres de sopa de tofu de consistência macia, 1 colher de sobremesa de azeite, 1 pitada de ervas finas de sua preferência e sal a gosto. **Modo de preparo:** amassar o tofu com um garfo, acrescentando o azeite e as ervas finas. Lembre-se de ajustar o sal (o mínimo possível).

Barquinha de pimentão vermelho recheado com carne moída

200g de carne moída, 1/2 tomate partido em cubos, 1/4 cebola picadinha, 1 dente de alho amassado, 1 punhado de cheiro-verde, 1/2 pimentão vermelho, 1 pitada de pimenta calabresa (opcional), sal a gosto. **Modo de preparo:** refogar o alho e a cebola em um pouquinho de azeite. Acrescentar o tomate em cubos, a pimenta e a carne moída. Adicionar um pouquinho de água aos poucos para cozinhar, mas não ressecar. Depois de pronto, colocar a carne moída refogada dentro da metade do pimentão vermelho previamente assado em forno médio.

Espaguete de quinoa com molho de tomate e manjericão

1/4 pacote de espaguete de quinoa, 2 tomates, 1/2 cebola, 1/3 cenoura, 1 dente de alho, manjericão, sal a gosto. **Modo de preparo:** cozinhar a massa de quinoa. Ajustar o sal. Fazer um molho de tomate cozinhando os tomates, a cenoura, a cebola, o sal e o alho. Usar 2 copos de água e ferver durante aproximadamente uma hora (a cenoura tira a acidez do tomate). Colocar mais água se necessário. Bata no liquidificador e despeje de volta na panela. Deixe aquecer e acrescente à massa de quinoa. Para dar um toque especial, enfeite com folhas frescas de manjericão.

Salada verde com semente de girassol

Alface, agrião, rúcula e tomate cereja misturados com 1 colher de sopa de semente de girassol.

Atum em crosta de gergelim

1 filé de atum, 1 colher de sopa de gergelim branco e negro, limão. **Modo de preparo:** deixe o filé de atum marinando por 15 minutos no limão com uma pitada de sal. Acrescente o gergelim em apenas um dos lados do filé e asse. Sirva com 1/4 de limão.

Batatas assadas com azeite e alecrim

1 batata-inglesa grande, 1 colher de sobremesa de azeite, alecrim. **Modo de preparo:** cortar a batata em rodelas bem finas. Espalhar as rodelas de batata com uma pitada de sal em um refratário com Teflon e assar até ficarem douradas. Dois minutos antes de tirar do forno, acrescentar o azeite e o alecrim.

2. Flacidez

"Todas as pessoas fascinantes têm algo a esconder: geralmente a sua total dependência da apreciação dos outros."
Cyril Connolly (1903-1974), crítico literário e editor inglês

Quando, no século XVII, o gênio Isaac Newton formulou a lei da gravitação universal, não poderia imaginar que, séculos mais tarde, mulheres do mundo inteiro teriam essa descoberta como uma de suas maiores inimigas. Ou, pelo menos, da beleza e da aparência lisinha e viçosa da pele.

Se você ainda está longe dos 30 anos e nem sequer pensou no assunto, saiba que, quanto mais cedo começar a prestar atenção aos cuidados com a pele, melhor. Mas, se já passou dos 30, provavelmente sabe bem do que estamos falando. É a partir dessa idade que os processos orgânicos que tornam a pele flácida se acentuam e, em geral, é quando os indesejáveis efeitos da gravidade começam a ser notados.

Conforme os anos passam, fatores extrínsecos e intrínsecos ao organismo (muitos deles de efeito cumulativo), como os raios ultravioleta do sol, o cigarro, o efeito sanfona e a predisposição genética, afetam as estruturas responsáveis pela firmeza e elasticidade da pele, provocando sua oxidação ou seu mau funcionamento.

O que acontece com os fibroblastos, células localizadas na camada intermediária da pele, a derme, é um exemplo. Essas células têm, como uma de suas tarefas, a produção das fibras de colágeno e de elastina, entre outras substâncias, como as glicoproteínas, os glicosaminoglicanos e as proteoglicanas, que recheiam a derme, funcionando como uma espécie de cimento intercelular. O conjunto dessas estruturas, na derme, compõe um gel consistente e rico em fibras — especialmente o colágeno.

O colágeno é a proteína mais abundante não apenas na derme, mas em nosso organismo de maneira geral, onde desempenha inúmeros papéis. Ele é uma parte essencial das peças que formam a estrutura cutânea (lembre-se daqueles pequenos blocos de plástico colorido com que adorávamos brincar na infância).

A elastina, por sua vez, também tem uma função nobre: fornecer elasticidade à pele e, assim, garantir que ela volte sempre à sua forma original. Sorte nossa ter a elastina para que a pele não se deforme depois de um sorriso aberto, um treino de musculação ou uma aula de ioga ao estilo Madonna (bem, talvez seja melhor treinar um pouquinho antes de tentar imitar as performances da diva).

Em média, a partir da terceira década de vida, a produção de novos fibroblastos também cai e aqueles que continuam na ativa tornam-se menos eficientes que seus antecessores. O resultado você pode imaginar sem muita matemática: a quantidade de colágeno, elastina e das outras substâncias que cimentam a pele também diminui. Ao mesmo tempo, a camada mais externa da pele — a epiderme — atrofia e perde parte da capacidade de reter água, o que também colabora para que a pele perca volume, resseque e tenha um aspecto envelhecido. A tendência é que o tecido cutâneo fique menos resistente e ceda mais facilmente à incansável ação da gravidade.

Não bastasse o processo natural de envelhecimento e os efeitos de agentes externos que aceleram a perda de firmeza e elasticidade da pele, há ainda outros possíveis vilões na lista dos fatores que causam flacidez. Entre eles: ossos frágeis, músculos sem tônus e até dentes malcuidados. É o que diz um conceito científico bastante moderno, que trata a flacidez de maneira tridimensional. Explica-se: ossos e músculos são alicerces em que a pele se apoia. Quando a massa óssea ou a muscular diminuem, a pele perde esses pontos importantes de apoio. É mais ou menos como passar reboco em uma parede cujos tijolos são frágeis e quebradiços. O risco de ondulações ou de que o reboco despenque é maior, certo?

Mas, nada de pânico. A boa notícia é que existem ótimas estratégias, truques e tratamentos para combater esses processos, como você verá nas dicas deste e de outros capítulos do livro!

Em capítulos anteriores, contamos o quanto a alimentação tem ganhado destaque no meio científico dermatológico como uma fonte preciosa de cuidados com a pele. Este é mais um bom motivo para pensar duas vezes — e mais um pouco, por garantia! — antes de usar as festinhas infantis dos filhos (e afilhados, priminhos, filhos das amigas...) como desculpa para se empanturrar de docinhos, pizza e bolo de chocolate. Não é tarefa fácil, sabemos. Mas, mentalize conosco: a causa é nobre.

Conforme a ciência avança na compreensão da função dos nutrientes no organismo, avança também a possibilidade de identificar alimentos que, uma vez ingeridos, possam nos ajudar a desacelerar os efeitos do tempo — e prolongar a saúde e a beleza da pele. Sei que você está curiosa para saber o que deve acrescentar à lista de mercado para passar uma rasteira naquelas pelinhas que teimam em sobrar. Quando falamos em flacidez, sabemos que o colágeno e a elastina desempenham um papel bastante específico. Sendo assim, garanta que ambos tenham, à disposição, nutrientes que os protejam, melhorem seu desempenho ou estimulem sua síntese. Na lista principal desses nutrientes estão o silício, a vitamina C e outros antioxidantes, como selênio, zinco, cobre e vitamina E.

Viu? Não precisa se torturar ao pensar que poderá encontrar um amigo do outro lado da rua e fingir que não o vê (para não ter que dar um "tchauzinho", caso esteja usando uma camisa sem mangas). Concentre-se nas nossas dicas e siga em frente (com passos firmes e, claro, a pele mais lisinha).

Dicas

Protetor, por favor!

Tenha sempre em mente que usar protetor solar é algo tão importante quanto escovar os dentes. E funciona como um santo aliado para prevenir o envelhecimento precoce da pele ou retardá-lo. Uma anotação mental importante para a hora de escolher o seu protetor: certifique-se de que o produto tenha FPS 30 ou superior e de que oferece, além da proteção contra os raios UVB, a proteção contra os raios UVA. Esse tipo de radiação ultravioleta é perigoso, pois penetra bem fundo na pele e tem efeito cumulativo. São eles os principais causadores do câncer de pele e do fotoenvelhecimento, cujos malefícios podem se estender durante anos.

Prevenir ou remediar?

Um truque para identificar onde (e se) a sua pele está flácida é escolher o local e dar um beliscão suave (suave, ok?), puxando levemente para soltar em seguida. Se a pele demorar a voltar ao lugar, é porque já existe algum grau de flacidez. As partes do corpo que costumam liderar as reclamações das mulheres são braços, parte interna das coxas e bochechas.

Fuja do açúcar

Lamentamos informar, mas é fato: carboidratos simples, como açúcar refinado, pães e massas, especialmente os feitos com farinha branca (que, vale lembrar, depois de digeridos, nada mais são do que... açúcar), aceleram o envelhecimento da pele. Uma das razões pode ser a glicação, um fenômeno tão peculiar quanto sugere o nome. Acontece porque a molécula de açúcar tem uma enorme atração por proteínas e, ao encontrar-se com alguma delas, agarra-se sem dar chances de fuga. Se essa proteína for o colágeno ou a elastina, imagine o estrago. A derme, aos poucos, perde elasticidade e tônus, facilitando o aparecimento da indesejada flacidez e, consequentemente, das rugas.

Vitamina C, onde está você?

A vitamina C é precursora do colágeno, que, como sabemos, está na lista VIP dos melhores amigos da pele. Há estudos preliminares que indicam que ingerir vitamina C, de fato, favorece a síntese de fibras colágenas e seu melhor funcionamento. Entre os alimentos ricos nesse nutriente estão laranja, limão, caju, morango, acerola, kiwi e tomate.

O poder antioxidante

Vamos falar mais detalhadamente desses nossos grandes aliados, os antioxidantes, em um próximo capítulo. Mas já vale ressaltar que são grandes amigos no combate ao envelhecimento celular como um todo e, claro, da pele. O selênio, o zinco, o cobre e a vitamina E já foram associados, em estudos científicos, a uma maior proteção das fibras de colágeno. Sendo assim, não deixe de incluir no cardápio diário uma porção de sementes oleaginosas como castanhas, nozes e amêndoas, para o tratamento e prevenção da flacidez.

Vai um silício aí?

Incorpore aveia, cogumelos, salsa, lentilhas e damasco à sua dieta. Esses alimentos contêm silício, um importante agente na formação de colágeno. Ainda não há um acordo sobre a quantidade ideal recomendada. O melhor é consumir diariamente alimentos que são fontes de silício.

Flacidez 3-D

Ossos, dentes e gordura desempenham um papel essencial na sustentação da pele. Portanto, a perda de massa óssea, como se vê na osteoporose, e de massa muscular agravam o processo de flacidez. E, como a prevenção é sempre o melhor tratamento, não descuide dos exames médicos periódicos e diga adeus ao sedentarismo. Claro, sob a orientação de bons profissionais.

Com os anos, há ainda um processo global de perda de gordura subcutânea no rosto e a realocação de alguns dos compartimentos da gordura facial. De maneira geral, a disposição dessa gordura dá ao rosto jovem um formato arredondado, que lembra o de uma maçã, enquanto as mudanças da idade fazem com que esse formato fique mais parecido com o de uma pera.

A tendência é que percamos gordura nos sulcos nasogenianos (aquela linha conhecida como "bigode chinês"), nas têmporas e nas bochechas, principalmente, o que muda o desenho do rosto. Para reverter o impacto dessas mudanças na aparência, um conceito novo e cada vez mais adotado pelos especialistas é o de volumização facial. Para essa finalidade, preenchedores à base de ácido hialurônico, ácido polilático e hidroxiapatita de cálcio são bastante utilizados.

Beleza high-tech

No capítulo 8, falaremos mais sobre como a tecnologia se tornou aliada da beleza. Mas vale ressaltar aqui que alguns dos maiores avanços dessa área beneficiam (e muito) a luta contra a flacidez. Pode-se dizer que a radiofrequência e o ultrassom foram verdadeiras revoluções nesse campo e apresentam resultados altamente satisfatórios no combate à flacidez facial e corporal. Portanto, antes de se preocupar (preocupar-se demais faz rugas!), procure um dermatologista para saber sobre tratamentos que poderão beneficiar você.

A vitamina especial

A vitamina A é um potente antioxidante. Os retinoides, derivados da vitamina A sintética, estão entre os ativos mais indicados para o tratamento do envelhecimento da pele e da flacidez. Outras substâncias ativas que podem oferecer benefícios são o DMAE e peptídeos. Mas há restrições. Grávidas não podem usá-los e pessoas com pele sensível precisam de avaliação individual. Por isso, antes de investir em um novo creme ou cosmético anti-idade, pergunte a opinião do seu médico.

Arco-íris antioxidante

Frutas vermelhas, roxas, alimentos alaranjados e verde-escuros também devem entrar na lista de compras, pois têm enorme potencial antioxidante. Além dos mais corriqueiros, como mamão, cenoura, couve, espinafre, amora, morango, açaí e framboesa (a jaboticaba não é tão indicada, pois a antocianina fica concentrada na casca, que a gente não come), experimente sabores menos comuns, como o de uma frutinha que tem conquistado cada vez mais adeptos no país, a *goji berry*. Apesar de seu preço ainda ser elevado por aqui, essa fruta de aparência semelhante à da uva-passa é consumida há séculos em países orientais e, conforme indicam trabalhos científicos, pode ser um alimento mágico para a saúde. Contém betacaroteno, zinco, selênio e ômega 3. Além de quantidades expressivas de vitamina C, como aponta um estudo publicado no *American Journal of Clinical Nutrition*. Cada 100 gramas da fruta contêm 2 gramas da vitamina.

Mitos & verdades

Tomar cápsulas de colágeno hidrolisado aumenta o colágeno da pele?

Essas cápsulas contêm aminoácidos como glicina e prolina e são feitas a partir de ossos e cartilagem de bovinos. O colágeno hidrolisado também pode ser suplementado em forma de pó, líquido, balinhas (não confunda com aquelas de algas, coloridas, que, aliás, costumam ter açúcar e corantes)... Ainda não há estudos científicos que comprovem de forma irrefutável essa função. Mas existe uma corrente de especialistas favorável ao seu uso. A intenção é aumentar a disponibilidade, no organismo, de proteínas que, em alguma instância podem funcionar como matéria-prima para a produção de fibras de colágeno.

Uma boa ideia é a utilização (com moderação, sempre) de balinhas desse tipo como uma opção ao doce comum. Nós três, quando não resistimos à tentação do docinho nosso de cada dia, costumamos ingerir, junto ao doce, uma balinha do gênero. Como são feitas de proteína, elas ajudam a reduzir a velocidade com que alimentos de alto índice glicêmico são digeridos (o carboidrato simples, por exemplo, por ser de fácil digestão, eleva muito rapidamente a taxa de açúcar no sangue, o que pode aumentar o acúmulo de gorduras e, entre outros malefícios, o risco de diabetes).

Correr deixa a pele flácida?

Não há estudos que comprovem uma relação direta. Ainda há controvérsias. Fato é que com a redução da gordura do rosto, há uma redução da sustentação, o que pode acentuar a flacidez. Talvez o impacto e a sobrecarga constante sobre as fibras colágenas e elásticas também possam colaborar para a perda da firmeza, mas isso ainda é especulação.

Uma verdade sobre os adeptos de corrida é que poucos são tão cuidadosos com a saúde da pele quanto deveriam. Um estudo norte-americano realizado em 2006 mostrou que menos da metade dos corredores tem o hábito de usar filtro solar. Outro estudo, de 2009, relatou um maior número de câncer de pele nesse subgrupo. Ou seja, usar o filtro solar é indispensável para a saúde do atleta! O ideal é aplicar 20 minutos ANTES da corrida, e se possível, evitar os horários de pico, entre 10 da manhã e quatro da tarde. Use um protetor com FPS maior que 30 e faça uma camada mais grossa no nariz e nas orelhas (regiões com maior prevalência de câncer de pele). Ah, um truque que adoramos é aproveitar o protetor labial e usá-lo também ao redor dos olhos, pois não escorre e não irrita essa área.

Exercícios faciais ajudam a atenuar a flacidez?

Não há trabalhos científicos expressivos que indiquem que a ginástica facial previne a flacidez. Mas há estudos que demonstram que quem dorme de barriga para cima tem, sim, menor tendência à flacidez no rosto.

RECEITAS CASEIRAS

OVO, É CLARO!

As **claras de ovos** são ricas em proteína e **colágeno** — ingrediente, como já sabemos, relacionado à firmeza e **elasticidade da pele.** Você pode aplicar essa máscara caseira uma vez por semana.

Ingredientes

- 1 clara de ovo
- 2 colheres de iogurte natural

Modo de preparo: misture bem os ingredientes e aplique no rosto e pescoço com uma espátula ou pincel. Deixe agir por cerca de 15 minutos. Retire a máscara com um creme facial para o seu tipo de pele, sempre deslizando os dedos no sentido das orelhas e da base do couro cabeludo, em movimentos ascendentes.

A GELATINA DA VEZ

O ágar-ágar é uma gelatina incolor proveniente de algas marinhas, que pode ser encontrada em lojas de produtos naturais. É rica em fibras e proporciona saciedade, por isso é um bom alimento para ajudar a evitar quilinhos extras e o indesejável efeito sanfona, que contribui para aumentar a flacidez em várias partes do corpo.

Ingredientes

• Suco de frutas e um pacote de ágar-ágar

Modo de preparo: siga a mesma receita da gelatina tradicional. Mas, em vez de colocar direto na geladeira, misture cada potinho de gelatina com 2/3 de copo de suco natural de frutas. É bom evitar o suco de frutas cítricas em geral que, depois de algum tempo, pode ficar amargo. Os sucos de frutas mais indicados são os de uva, abacaxi e frutas vermelhas mistas ou só de morango (se for suco de uva integral de garrafa — sem conservante e açúcar — também vale). Para tomar como *smoothie*, bata meio copo de suco com meio copo de gelatina.

SUCO DA FIRMEZA

• 1 copo de 200ml de suco de laranja
• 1/2 cenoura
• 1 colher (sopa) de broto de alfafa
• 1/2 beterraba pequena
• 1 damasco seco

Modo de preparo: bata todos os ingredientes no liquidificador e beba sem coar.

Este suco contém vitaminas A e C e bioflavonoides que têm ação antioxidante, além de LPC-A e silício, que podem ajudar na formação de colágeno e, consequentemente, na firmeza da pele.

3. Rugas

"Se eu tivesse criado o gênero humano, teria colocado nos calcanhares as rugas das mulheres."
Ninon de Lenclos (1620-1705), cortesã francesa

Recentemente, a notícia de uma descoberta arqueológica ganhou as manchetes do mundo inteiro: uma construção no centro histórico de Praga, na República Tcheca, revelou escombros de uma casa onde funcionava uma botica do século XVI. Lá, encontravam-se anotações e um frasco do que, diziam os escritos, seria o elixir da juventude. A receita do tal líquido, um composto com álcool e quase oitenta ervas, está exposta no local, transformado agora no Museu de Alquimia da cidade.

A busca da juventude eterna é, certamente, muito anterior aos experimentos desses antigos alquimistas tchecos. É tema de lendas e fábulas e, talvez, seja tão antiga quanto a própria sociedade. Ao longo dos séculos, a ciência busca desvendar os mecanismos que nos fazem envelhecer e persiste na busca de ferramentas capazes de desacelerar o cronômetro interno ou, pelo menos, combater os seus efeitos visíveis.

Por mais bem-estruturadas que sejam as teorias para explicar o envelhecimento, por enquanto nenhuma delas encerra em si a explicação definitiva sobre como o nosso organismo envelhece. As correntes mais modernas consideram que tanto os fatores ambientais quanto os genéticos desempenham seu papel. O peso de cada um deles para o ritmo que você, a Angelina Jolie ou a sua vizinha envelhecem é individual.

A pele é o maior órgão do corpo humano, tendo a função de revesti-lo e protegê-lo das agressões externas. Nela estão as pistas mais visíveis da passagem do tempo. Entre os principais sinais que evidenciam o envelhecimento estão as rugas. Elas aparecem, principalmente, a partir dos 30 anos de idade. E se tornam ainda mais constantes depois da menopausa, quando a mulher perde a proteção natural do estrogênio, o hormônio feminino por excelência.

Existem dois tipos de envelhecimento da pele. O primeiro é o cronológico, ou seja, proporcional à passagem do tempo, aos anos vividos. O segundo é o extrínseco, relacionado a fatores externos, principalmente à exposição à luz solar. O efeito da radiação do sol sobre a pele é tão relevante, que esse tipo de envelhecimento é mais conhecido como fotoenvelhecimento, um termo cunhado por dermatologistas norte-americanos em 1986 (o prefixo "foto" vem do grego e significa "luz").

A exposição aos raios ultravioleta tem efeitos cumulativos e funciona como uma "poupança" de danos. Com o tempo, aparecem as manchas, o ressecamento e a coloração pálida, além do maior risco de câncer de pele. Os raios UVA e UVB aceleram a quebra do colágeno e das fibras elásticas, aumentando a flacidez. E contribuem para que a pele fique opaca e ressecada. Não por acaso, os sinais de envelhecimento mais evidentes costumam ser notados nas partes do corpo mais expostas à luz solar, como rosto, pescoço, colo e braços. Quer visualizar melhor os efeitos do fotoenvelhecimento? No mesmo braço, compare a textura e a coloração entre as partes que costumam estar mais expostas ao sol com a parte de dentro, aquela que encosta no tronco, onde há menos pelos. Impressionante, não?

Uma das teorias em voga explica essa ação: a radiação ultravioleta é absorvida por moléculas da pele, que oxidam e geram radicais livres. Vamos refrescar a memória das aulas de química? O radical livre é todo átomo ou molécula que tem elétrons não pareados na sua órbita externa. São substâncias instáveis e que, apesar da vida curta, se multiplicam com grande facilidade e danificam estruturas celulares, comprometendo seu funcionamento.

Na pele, ao que indicam os estudos, existe uma relação muito estreita entre a ação dos radicais livres e o envelhecimento. O colágeno, que dá sustentação à pele, é uma das vítimas prediletas dos radicais livres.

Os raios UV potencializariam, ainda, os efeitos danosos dos produtos gerados pela glicação — reação entre moléculas de açúcar e proteínas —, sobre a qual já falamos, considerada um dos algozes principais do colágeno.

Enquanto o envelhecimento intrínseco está mais associado ao aparecimento das rugas finas, o fotoenvelhecimento é o grande vilão das rugas profundas (veja o quadro a seguir).

ENVELHECIMENTO CRONOLÓGICO x FOTOENVELHECIMENTO (ALTERAÇÕES VISÍVEIS)[2]	
Cronológico	**Fotoenvelhecimento**
Rugas finas/ flacidez/ tumores benignos	Rugas profundas/ ressecamento/ formação de microvarizes faciais/ lesões pré-malignas/ perda de elasticidade/ hematomas/ flacidez/ cor amarelada

Existem dois tipos de rugas. Aquelas visíveis apenas quando estamos movimentando a musculatura são chamadas "dinâmicas". As que aparecem mesmo quando a musculatura está em repouso são chamadas de "rugas estáticas".

As rugas são um sintoma natural do processo de envelhecimento. E, embora dificilmente sejam recebidas com euforia por uma mulher, elas aparecem, cedo ou tarde. O que está ao nosso alcance? Muito! Podemos dificultar o caminho para que surjam, adotando bons hábitos de vida e cuidados precoces com a pele. E, claro, lançar mão dos recursos que a medicina e a tecnologia oferecem para tratá-las (leia mais nas dicas "Os 'rr' do rejuvenescimento" e "O arsenal antirrugas", deste capítulo) quando indicado.

O arsenal de recursos antirrugas não invasivos ou minimamente invasivos é variado e potente. Inclui desde cremes à base de extratos naturais

2 Quadro baseado no estudo "Overview of Skin Aging and Photoaging", publicado na revista científi ca *Dermatology Nursing*, em 2008.

até poderosas máquinas de última geração. E, claro, a toxina botulínica, popularmente conhecida como Botox (na verdade um nome comercial), uma das maiores revoluções da medicina estética.

Cabe aqui contar um pouco da curiosa história da toxina botulínica. Causadora do botulismo, uma forma de envenenamento alimentar que pode provocar uma paralisia fatal, o uso médico dessa substância começou nos anos 1950. Mas seu efeito para fins estéticos foi descoberto por acaso, apenas em 1987. A médica canadense Jean Carruthers percebeu que os pacientes que utilizavam a toxina para o tratamento de um distúrbio causador de movimentos involuntários na face apresentavam suavização das rugas de expressão na região. Cinco anos depois, o estudo com suas observações foi publicado e obteve grande repercussão mundial. Era uma nova fronteira a ser desbravada.

O uso dessa substância, tanto para fins estéticos quanto para o tratamento de doenças, continua em expansão (hiper-hidrose, o suor excessivo, e até enxaqueca entram na lista). Na dermatologia, foi inicialmente usado para as rugas ao redor dos olhos e na testa, mas atualmente possui várias outras indicações. Dentre elas: sorriso gengival, bigode chinês... No pescoço, confere o chamado "Efeito Nefertiti", uma menção à rainha-musa do Antigo Egito, que tem como característica de sua beleza o contorno da mandíbula bem-delimitado, com pescoço alongado e traços perfeitos. O efeito Nefertiti, apelido dado entre os dermatologistas, é um "efeito de lifting", realizado através da aplicação de toxina botulínica no pescoço.

Os alimentos também podem ser um reforço no combate às rugas, especialmente aqueles cujos nutrientes têm efeito antioxidante e anti-inflamatório, pois podem ajudar o organismo a conter os danos provocados pelos raios UV, como os carotenoides e as antocianinas. Os anos passam, as características da pele mudam e o espelho teima em mostrar que o relógio não para. Com tantos recursos à disposição para combater rugas e linhas de expressão, cuidado para não incorrer em um erro comum: o de pensar que rejuvenescer significa ter a pele 100% lisa e livre de qualquer ruguinha. O *estica e puxa* exagerado pode deixar a aparência artificial, provocando o efeito contrário ao desejado. Não abra mão do bom senso, de um bom especialista e adote o nosso lema: **o melhor caminho é o da beleza com equilíbrio.**

Dicas

Sempre protegida

É comum ouvir que "pegar uma corzinha" ajuda a manter uma aparência saudável. Ledo engano. Com o tempo, o efeito é justamente o oposto e a pele perde seu brilho natural. Mesmo com tempo chuvoso, aplique o filtro solar em todas as áreas expostas. O FPS mínimo deve ser 30. Repita a aplicação a cada 3 horas. Se estiver na praia, a cada hora. E sempre após um banho de mar ou piscina. Use duas camadas, para obter uma proteção mais segura. E, por favor, nada de bronzeadores! Mesmo se você ainda é daquelas que adoram "um bronze", nunca é tarde para começar a se cuidar.

Hidratar não é frescura

Manter a pele hidratada é uma das principais armas para prevenir o aparecimento das tão indesejáveis rugas. A pele, maior órgão do corpo humano, é composta por cerca de 80% de água. A hidratação, por dentro e por fora, é um tema tão relevante, que dedicamos um capítulo inteirinho do livro para explorá-lo (veja na página 14). Ainda assim, não custa reforçar: a boa hidratação colabora de maneira decisiva para que a pele se proteja dos inúmeros agentes externos agressores que enfrenta no dia a dia, como poluição, sol, calor, frio, ar-condicionado... São muitos os inimigos que, direta ou indiretamente, deixam a pele mais suscetível ao aparecimento de rugas e linhas de expressão. Além disso, hidratar a pele ajuda a melhorar o aspecto de rugas finas já existentes. Não descuide da ingestão de líquidos e aplique diariamente o hidratante mais indicado para o seu tipo de pele.

Faça o dever de casa

Se a estratégia sugerida pelo dermatologista no combate às rugas inclui procedimentos em consultório e produtos para usar em casa, não dê chance para a preguiça. Crie um espaço diário em sua rotina ao acordar e dormir para os cuidados com a pele. Se você alterna os dias de uso de determinados cremes, por exemplo, prepare uma "cola", escrevendo nos rótulos ou em uma etiqueta os dias da semana em que cada um deve ser usado. Aproveite esses minutinhos para se concentrar nas tarefas que terá no dia ou simplesmente relaxar e ter uma noite de sono reparador.

BB creams

Já existem no mercado maquiagens com função múltipla. Algumas delas hidratam e têm filtro solar. E, não custa lembrar, esses são dois grandes aliados da pele. O filtro solar nos protege do fotoenvelhecimento e a boa hidratação aumenta a espessura da pele, o que contribui para camuflar e prevenir rugas. Os BB creams, de que você provavelmente já ouviu falar, são um exemplo de produto que pode, além de disfarçar rugas e imperfeições, proteger e hidratar a pele. O BB cream ideal para você deve ser indicado pelo dermatologista, já que existem produtos específicos para cada tipo de pele. Para peles oleosas, por exemplo, a melhor escolha é um BB cream de toque seco, menos denso. Já para a pele seca, os mais cremosos são mais adequados.

No mercado, existem variações desses cosméticos conforme eles acumulam mais propriedades. Os CC creams, por exemplo, incluem clareadores em sua formulação. Os EE creams, outra novidade, fazem esfoliação. Como a indústria da beleza não se cansa de inovar, daqui a algum tempo, haverá cremes com propriedades para preencher todo o alfabeto: os NN creams, WW creams, os ZZ creams e por aí vai.

Truques de maquiagem

Se você quer disfarçar melhor as ruguinhas ao redor dos olhos e sobre os lábios, há produtos específicos para passar antes da maquiagem. Esses *primers* podem ajudar a uniformizar a pele, evitando que a base e o corretivo salientem as linhas de expressão. Hidratar os lábios também é importante. E preste atenção às cores que compõem a sua maquiagem. Os maquiadores alertam, por exemplo, que batons muito escuros são um chamariz para aquelas rugas conhecidas como códigos de barras. E, claro, você não deve destacar seus pontos fracos. Além disso, para cobrir rugas mais aparentes, prefira as bases líquidas, que não dão um aspecto ressecado à pele.

Teste do espelho

Algumas das rugas que exibimos no rosto estão relacionadas às expressões faciais que mais fazemos (conscientes ou não). Além dos tratamentos disponíveis em consultório, como peelings, luz intensa pulsada e a toxina botulínica, uma grande aliada no combate às rugas é a sua disciplina. Para desacelerar a velocidade com que essas marcas se aprofundam, fique atenta ao espelho. Desperte o Narciso que há em você e olhe atentamente o seu rosto, enquanto faz expressões de surpresa, dúvida, alegria... A ideia é que você identifique as caras e bocas que costuma usar e que, além de expressarem seus sentimentos, forçam a musculatura e formam as rugas que tanto incomodam. Tente não franzir a testa com veemência ou forçar demais as caretas quando brinca com as crianças, por exemplo. Policie-se para evitar esses movimentos ou suavizá-los no seu dia a dia.

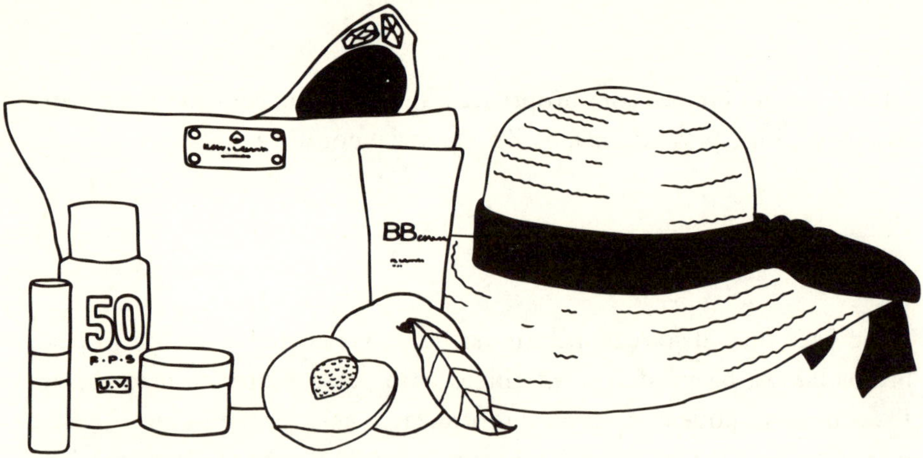

Invista em óculos escuros

Não é só uma questão de estilo, mas de saúde. Além de proteger os olhos dos efeitos nocivos da luminosidade excessiva e dos raios ultravioleta, o uso de óculos escuros ajuda a evitar rugas. Especialmente aquelas entre as sobrancelhas e ao redor dos olhos, que aparecem quando contraímos a musculatura do rosto para semicerrar os olhos em ambientes de luminosidade intensa.

Mas cuidado para não fazer da solução um problema. Apenas lentes de bons fabricantes recebem um tratamento que garante a proteção dos olhos contra os raios ultravioleta. Óculos de sol de má qualidade não filtram os raios UV e, como são lentes escuras, fazem com que as pupilas dilatem, facilitando ainda mais a entrada da radiação nociva nos olhos. O resultado é um risco maior de doenças oculares, como a catarata e a presbiopia precoces (essa última, popularmente conhecida como vista cansada).

Copie a Branca de Neve

A posição em que você dorme pode facilitar a formação ou o aprofundamento daquelas rugas que tanto a desagradam. Afinal, são horas a fio em que você fica na mesma posição, pressionando a pele. E o rosto não é o único local que sofre as consequências. O pescoço também pode sentir os efeitos de uma (ou muitas) noites em que determinadas linhas e rugas são pressionadas continuamente. A melhor posição para deitar, nesse caso, é de barriga para cima, assim como as princesas dos desenhos da Disney. Se você sofre de dores na coluna, essa posição pode oferecer mais uma vantagem. Segundo os especialistas da Mayo Clinic, referência em saúde e pesquisa nos Estados Unidos, dormir de barriga para cima, colocando uma almofada ou toalha enrolada embaixo dos joelhos, ajuda a aliviar dores lombares.

E, como estamos falando de uma boa noite de sono, experimente dois chás que podem ajudá-la a pegar no sono e a dormir melhor. O chá de camomila tem propriedades ansiolíticas e o de passiflora, feito à base de folhas do maracujá e da melissa, é considerado um indutor do sono. Confira, antes de usar, se há contraindicações para você.

Os "rr" do rejuvenescimento

Nos congressos mais importantes de dermatologia tem-se enfatizado que a combinação de diferentes técnicas e tratamentos pode significar resultados melhores para o rejuvenescimento facial. Destacamos aqui "4 rr", de acordo com a inicial desses termos em inglês:

• *Relax* (relaxar os músculos)
É o relaxamento da musculatura da face e do pescoço com o uso de toxina botulínica, para atenuar as rugas de expressão.

• *Refill* (preencher os sulcos)
São técnicas empregadas para reduzir sulcos e devolver o volume que o rosto perde naturalmente com o tempo, em especial após os 40 anos (veja o capítulo 2, *Flacidez*). O ácido hialurônico, um polissacarídeo encontrado naturalmente no corpo humano, está entre as ferramentas mais indicadas para essa finalidade.

• *Refirm* (melhorar a firmeza)
Melhorar a firmeza da pele do rosto, aumentando a produção de colágeno. Aqui, cabe o uso de equipamentos de última geração, que estimulam a

formação de fibras colágenas através da radiofrequência, do infravermelho ou do ultrassom. Nesse grupo estão o Triniti, o Ulthera e o Freeze, entre outras marcas.

• *Resurfacing* (reparar a superfície da pele)

A ideia aqui é promover a melhora da textura, dando à pele um aspecto mais uniforme com o auxílio de:

• Peelings mecânicos (peeling de cristal ou de diamante, por exemplo);

• Peelings químicos (que utilizam diferentes tipos de ácidos, como o glicoico, salicílico e retinoico);

• Laser ablativo (mais agressivo, não preserva a superfície da pele);

• Laser fracionado não ablativo (menos agressivo, age criando traumas mínimos perto um do outro para renovar a pele).

O arsenal antirrugas

Botox, peeling, preenchimento, laser... Os médicos dispõem de um arsenal variado de técnicas minimamente invasivas para auxiliar no combate às rugas e, dessa forma, evitar ou adiar procedimentos definitivos, como a cirurgia plástica. Algumas dessas opções estão listadas nas dicas anteriores; outras serão detalhadas ao longo dos capítulos, especialmente no que trata de tecnologia (veja na página 114). Pense em você como um gerente de banco, que comanda investimentos para obter lucros. Sua pele é sua conta-corrente. Você gerencia a sua conta e os investimentos que irão proporcionar lucros à sua pele e aparência. Destacamos alguns itens que compõem um bom kit de cremes antirrugas. Mas quem deve criar um plano personalizado de prevenção ou tratamento é o seu médico. E lembre-se: o melhor tratamento é aquele que você não deixa de fazer.

Efeito tensor: substâncias como o DMAE (mais conhecido pelo seu "efeito cinderela") e peptídeos.

Hidratante: ácido hialurônico, ceramidas, aquaporinas.

Antioxidante: vitamina C, vitamina E, ácido ferrúlico.

Renovador celular: derivados da vitamina A, como o retinol, e alfa-hidroxiácidos, como o ácido glicólico.

As pesquisas não param. Entre os reforços que podem, no futuro, fortalecer essa lista estão até cremes à base de células-tronco.

Menu das vermelhinhas

Dos itens que compõem o menu aliado da beleza, as frutas vermelhas e roxas também merecem destaque. Elas são ricas em flavonoides, poderosos antioxidantes. Esses nutrientes geralmente concentram-se nas cascas dessas frutas, dando a elas colorações que vão do vermelho intenso ao arroxeado. Framboesa, morango, cereja, uva roxa, açaí, romã, ameixa, amora, jabuticaba, mirtilo e *cranberry*, por exemplo, devem ter um lugar cativo na sua lista de compras de mercado. Para obter os benefícios, o ideal é consumir de uma a duas porções diárias dessas frutas. Use a criatividade (e as nossas receitinhas) para fazer sucos, saladas de frutas, batidas com iogurte... Mas atenção: algumas dessas frutas, como o morango e a cereja, estão na lista de alimentos que mais absorvem pesticidas. Nesses casos, dê preferência às orgânicas.

Cardápio controlado

A nutrição avança nas descobertas da relação entre alimentação e saúde da pele. Enquanto não há respostas definitivas, vale a pena destacar nutrientes cujo consumo mostrou-se benéfico em estudos científicos. Os benefícios estão relacionados à ação anti-inflamatória e/ou antioxidante desses compostos, que colaboram para proteger a pele dos efeitos deletérios dos raios ultravioleta:

• *Os carotenoides*, como o betacaroteno da cenoura e o licopeno do tomate, além da luteína e da zeaxantina, dos alimentos verde-escuros e amarelos, como brócolis, espinafre e gema de ovo.

• *As gorduras poli-insaturadas*, como o ômega 3 dos peixes de águas profundas (sardinha, bacalhau, arenque e atum são bons exemplos). No Brasil, nossa dieta é rica em ômega 6 (dos óleos de canola e girassol, entre outros), mas não em ômega 3. Por isso, vale dar uma atenção especial ao consumo de alimentos desse importante ácido graxo.

C + E

As vitaminas C e E são potentes antioxidantes. Seu uso tópico, como vimos, está entre os tratamentos mais utilizados para combater as rugas e o envelhecimento da pele. Há evidências de que a suplementação dessas vitaminas também pode ajudar a desacelerar o envelhecimento cutâneo, tendo indícios de que seu consumo aumenta a fotoproteção da pele. Quando consumidas em conjunto, as vitaminas C e E são ainda melhores, segundo trabalhos científicos, já que uma potencializa o efeito da outra.

Mitos & verdades

Fumar dá ruga?

Sim, sim e sim! Este é mais um item da lista de motivações extras para que você se convença a abandonar de vez o cigarro (e colocar essa resolução em prática imediatamente). O tabagismo está entre os principais fatores que colaboram para o aparecimento de rugas prematuramente, em especial aquelas ao redor lábios, conhecidas como código de barras. Os danos são causados tanto pelas substâncias tóxicas que invadem o corpo com a fumaça quanto pela mecânica dos movimentos, como o biquinho necessário para manter o cigarro na boca. Além disso, fumar estimula o envelhecimento precoce da pele como um todo, deixando-a mais fina, opaca e amarelada.

A toxina botulínica paralisa definitivamente os locais em que é aplicada?

Não. A paralisia é temporária. Os efeitos da aplicação da toxina botulínica (cujas marcas mais conhecidas são Botox e Dysport) são percebidos a partir do terceiro dia e duram, em média, de 4 a 6 meses. Já contamos neste capítulo que o uso cosmético da toxina foi descoberto por acaso, no final da década de 1980, pela médica canadense Jean Carruthers. De lá para cá, inúmeras outras aplicações (estéticas ou não) foram incorporadas ao currículo da substância, como o tratamento de hiper-hidrose, enxaqueca e cefaleia.

Quanto mais vitamina C eu tomar, maior o efeito antioxidante?

Não há evidências científicas de que ingerir superdoses de ácido ascórbico (a vitamina C) traga benefícios. A ingestão diária recomendável através da dieta é de 90 miligramas para homens e 75 miligramas para mulheres, com um acréscimo de 35 miligramas para fumantes (para se ter ideia, uma laranja pequena tem 51 miligramas de vitamina C. Um kiwi tem 74 miligramas da vitamina). Especialistas da Universidade Harvard orientam, ainda, que a dose máxima não ultrapasse 2 gramas ao dia. Nos Estados Unidos e na Europa é comum encontrar vitamina C com *time release*, ou seja, que libera aos poucos e ao longo do dia a vitamina C ingerida.

RECEITAS CASEIRAS

MÁSCARA "A BELA DA FESTA"

Para pele oleosa

• 1 abacate
• 1/2 colher de chá de suco de limão
• 1 clara de ovo

Modo de usar: Misture todos os ingredientes até fazer uma pasta. Aplique sobre a pele limpa e espere até a pasta secar. Em seguida, lave o rosto com água fria. Evite a área dos olhos.

Para pele seca

- 2 colheres de sopa de maionese
- 1 colher de chá de óleo de amêndoas doces

Modo de usar: Misture os ingredientes e aplique suavemente no rosto e pescoço. Deixe agir por 20 minutos e lave em seguida. Evite a área dos olhos.

CARDÁPIO ANTIRRUGAS

Café da manhã

- Um copo de vitamina de banana com mirtilo e aveia (contém os antioxidantes antocianina e silício)

Lanche 1

- Uma xícara de chá-verde e uma ou duas ameixas (contém catequinas e antocianina)

Almoço

- 1 prato de sobremesa de salada de rúcula, agrião e morangos com molho de azeite, óleo de macadâmia e limão (carotenoides e as vitaminas C e E marcam presença)
- 1 posta de salmão assado com limão siciliano (aqui estão o ômega 3 e mais vitamina C), 4 colheres de sopa de creme de espinafre (carotenoides) e outras 4 de quinoa com cenoura ralada e nozes (mais ômega 3, carotenoides e vitamina E para o cardápio)

Lanche 2

- 1 copo de 200 mililitros de salada de frutas (a mistura de kiwi, mamão, tangerina e framboesas fica ótima e nada convencional, além de ser um prato cheio de vitaminas e antioxidantes).

Jantar

• 3 conchas de sopa de abóbora com gengibre e sementes de abóbora salpicadas (carotenoides e vitamina E).

Ceia

1 copo de suco de caju natural (rico em vitamina C).

RECEITAS

Vitamina de banana com mirtilo e aveia

1/2 banana, 1/2 copo de água gelada, 5 colheres de sopa de mirtilo, 1 colher de sobremesa de farelo de aveia. Bata tudo no liquidificador.

Salmão assado com limão siciliano

Tempere uma posta de salmão com 1 dente de alho amassado, 1 pitada de sal e suco de 1 limão siciliano. Deixe marinar por 10 minutos. Leve ao forno em temperatura média (160° C) para dourar.

Creme de espinafre

Refogue um molho de espinafre com 1 dente de alho socado, 1 pitada de sal e 1 colher de sopa de azeite de oliva extravirgem. Depois de refogado, escorra a água que minou. Em uma tábua, pique até transformar o espinafre praticamente em um creme.

Quinoa com cenoura ralada e nozes

Refogue 1 xícara de quinoa em grãos com 1 dente de alho amassado, 1/2 cebola picadinha, 1 pitada de noz-moscada, 1 colher de chá de sal e 1 colher de sopa de azeite. Acrescente 2 xícaras de água fervente. Deixe secar a água. Quando estiver quase seca, acrescente 4 colheres de sopa de cenoura crua ralada e 1 colher de sopa de salsinha picada. Depois de pronta, acrescente 4 nozes picadas na quinoa e azeite a gosto.

4. Celulite

"Uma moça deveria ser duas coisas: refinada e fabulosa."
Coco Chanel (1883-1971), estilista francesa

Em uma edição recente da semana de moda carioca, o foco dos comentários de corredor desviou-se das roupas e dos acessórios para outro campo: o *derrière* das modelos brasileiras. O burburinho começou depois de um daqueles tabloides ingleses de qualidade editorial duvidosa publicar uma matéria em que chamava a atenção para as celulites das top models nos desfiles de moda praia. A culpa, segundo eles, seria das próprias modelos, que prezariam a magreza a todo custo, mesmo pagando por ela com um estilo de vida pouco saudável. O artigo inglês foi mal recebido por aqui e muitos saíram em defesa das nossas profissionais, levantando, inclusive, a possibilidade de que, para reforçar sua tese, os ingleses tivessem exagerado as imagens com a ajuda de photoshop.

Ok... Atire o primeiro brigadeiro quem nunca apontou a celulite alheia para desmerecer uma ou outra beldade que chamou a atenção do marido ou do namorado, ao andar pela areia, num doce balanço a caminho do mar. Mas um olhar atento ao episódio da semana de moda revela algo ainda mais curioso do que o método de trabalho de um tabloide inglês. A polêmica em torno do tema permite notar que, entre famosas ou simples mortais, a celulite continua sendo uma preocupação intrínseca ao universo feminino. E, seja aqui, seja do outro lado do Atlântico, celulite é sinônimo de pesadelo para boa parte das mulheres.

No Brasil, de acordo com uma pesquisa recente conduzida pela Sociedade Brasileira de Dermatologia, a celulite é a segunda queixa mais frequente entre as mulheres. Perde apenas (e por margem mínima) para as estrias. No resto do mundo, segundo mostram os estudos médicos, a esmagadora maioria das mulheres também tem os indesejáveis furinhos que conferem aspecto de casca de laranja à pele. Há pesquisas que calculam que a celulite afeta até 98% da população feminina depois da puberdade.

O termo celulite já aparecia na literatura médica mais de um século e meio atrás. Mas começou a ser disseminado nos anos 1920, por pesquisadores europeus. Talvez o momento histórico ajude a explicar o que despertou o interesse maior da ciência a partir desse período. Os anos seguintes à Primeira Guerra Mundial foram repletos de transformações para as mulheres. A quebra de algumas convenções sociais permitiu que muitas delas trabalhassem fora, obtivessem renda própria e, em vários países, até direito ao voto (no Brasil, embora essa já fosse uma reivindicação e houvesse permissões isoladas para que mulheres votassem, apenas na década seguinte o voto feminino foi regulamentado).

O acesso mais democrático aos bens de consumo e à realização de vontades próprias surtiu um efeito libertador também na moda feminina. A década que imortalizou as melindrosas e o estilo boêmio retratado nas obras de Ernest Hemingway e Scott Fitzgerald viu encurtarem-se bainhas na mesma proporção em que o corpo feminino ficava mais exposto ao olhar (e julgamento) dos outros. A revolucionária estilista Coco Chanel, então um nome em ascensão no mundo da moda, era fã de sol e de esportes. Essas duas predileções, que entraram em voga na década de 1920 com os vanguardistas, contribuíram para que, além das bainhas, os trajes de banho também encolhessem. Data deste período, por exemplo, o lançamento do primeiro maiô peça única nos Estados Unidos, produzido pela Jantzen, cuja logomarca, uma garota mergulhando de maiô vermelho e touca, tornou-se um ícone.

A celulite acontece devido a alterações na bioquímica e na estrutura da camada mais profunda da pele, a hipoderme, que é composta de tecido adiposo. Nessa camada, que fica abaixo da derme e da epiderme, as células de gordura aglomeram-se no interior de septos formados de tecido conjuntivo, flexível. Para visualizar melhor: é mais ou menos como se os septos fossem redes de pescador repletas de peixes (as celulites). Quando essas redes perdem flexibilidade, sucumbem à pressão das células de gordura e se deformam, formando ondulações que podem ser percebidas na superfície da pele.

Ou seja, os indesejáveis furinhos são a ponta visível de um dano estrutural que ocorre na região subcutânea.

Muitas de nós, brasileiras, temos ainda um componente extra para desenvolver a celulite: o corpão violão. O formato de corpo tipo pera, muito comum no país, é caracterizado por cintura fina e quadris largos, o que facilita o acúmulo de gordura justamente nos locais mais propensos ao aparecimento dos furinhos. A celulite conhece a preferência nacional e tem especial afinidade pela região dos glúteos, quadris e pernas (onde seu alvo preferido é a parte interna das coxas). Mulheres caucasianas e asiáticas são mais suscetíveis que as negras ao aparecimento desses furinhos inconvenientes.

Mas, afinal, o que causa a celulite? Essa é uma boa pergunta. Não se conhece a etiologia precisa do problema. De origem latina, o vocábulo "celulite" usa o sufixo "ite", que quer dizer "inflamação" — gerando confusão, já que os processos inflamatórios que podem estar associados ao problema não acontecem nas células de gordura. O termo médico mais exato é "lipodistrofia ginoide", embora o nome "celulite" (bem mais familiar e fácil, convenhamos) continue valendo.

Há vários fatores relacionados ao aparecimento da celulite (embora não sejam, isoladamente, determinantes), como a predisposição genética, questões hormonais, problemas circulatórios e tendência à retenção de líquidos. Mas, repare só: muitos dos vilões que facilitam o aparecimento da celulite (flacidez, problemas circulatórios, inchaço, flutuações hormonais, excesso de peso, por exemplo) são consequência de maus hábitos de vida que podemos, com orientação e força de vontade, reverter. O combate à celulite pode ser o estímulo que faltava para você deixar de fumar, fazer exercícios e investir em uma dieta mais saudável.

Pegue uma caneta agora e faça uma lista de três aspectos que você pode melhorar na sua rotina. Seja honesta e não deixe para depois.

1 ____

2 ____

3 ____

Lembre-se: hoje é o melhor dia para começar uma vida mais saudável. Como diz o ditado, "faça do limão uma limonada" (preferencialmente adoçada com mel ou açúcar mascavo). Ou seja, encare os desafios como oportunidades. Se sua mãe, tias e avós têm tendência a desenvolver celulite, é possível que você também venha a tê-las. Em vez de perder tempo reclamando da genética, acenda o alerta e invista em prevenção.

Outra boa estratégia é ficar atenta ao que se põe no prato. Como sabemos, o efeito da dieta sobre a boa saúde da pele é um tema que tem ganhado mais atenção da ciência recentemente. Para lutar contra a celulite, escolha alimentos cujos nutrientes e propriedades ajudem a proteger o organismo no combate aos fatores de risco, especialmente aqueles com poder antioxidante e anti-inflamatório e que auxiliem a eliminar o excesso de água: frutas vermelhas, vegetais verde-escuros, oleaginosas, entre outros alimentos do bem que você pode ver nas dicas deste capítulo.

Embora a cura definitiva para a celulite ainda não tenha sido encontrada, os médicos dispõem de um arsenal que pode ajudar (e muito) no controle e na melhora do aspecto dessas incômodas companheiras. Entre os recursos estão produtos de uso tópico para as regiões afetadas e máquinas muito modernas. Entre as tecnologias atuais está a dos aparelhos que combinam radiofrequência e rolamentos com vácuo, como a família Velashape e o Freeze. A estratégia desses aparelhos é aumentar a circulação, quebrar as células de gordura e igualar a topografia da pele. O dermatologista deve avaliar qual o recurso mais adequado para o seu caso. Em geral, esses tratamentos requerem sessões durante algumas semanas. A assiduidade é essencial para atingir o melhor resultado possível.

Pense na celulite como uma condição crônica e que requer atenção e cuidados permanentes. Com isso em mente, siga as nossas dicas e invista na melhor maneira de combatê-la: cuidar de você.

Dicas

É grave, doutora?

A celulite é classificada de acordo com seu aspecto, avaliado pelo médico. Existe mais de um sistema para a classificação da severidade das celulites.[3] De maneira geral, o grau I é quando os furinhos aparecem somente se a pele for pinçada. Se a celulite já aparece quando você está sentada, embora fique camuflada quando está em pé, é grau II. Caso seja possível visualizá-la em qualquer posição, mesmo sem apalpação da pele, pula para o grau III na classificação. Dependendo do grau, a portadora pode sentir dor, ainda que a região não esteja pressionada.

Na gaveta de lingerie

A roupa pode, sim, contribuir para as indesejáveis celulites. Sendo assim, preste atenção ao seu guarda-roupa, pois nele pode estar a resposta que você e seu médico tanto procuram. Calças apertadas, por exemplo, podem prejudicar a microcirculação da hipoderme, o que contribui para a retenção de líquidos. A mesma lógica serve para a lingerie nossa de cada dia. Calcinha muito apertada não pode.

Creme e massageador

Quando for utilizar o creme recomendado pelo dermatologista, tenha em mãos um massageador, desses pequenos com rolinhos de madeira na ponta. Passe o creme e massageie a pele com movimentos circulares. Além de relaxante, a dica serve para aumentar o fluxo sanguíneo local e a penetração do creme.

3 Seguimos a classificação descrita em artigo publicado pelo *Journal of the American Academy of Dermatology*, em março de 2010 (vol. 62, ed. 3, p. 361-370).

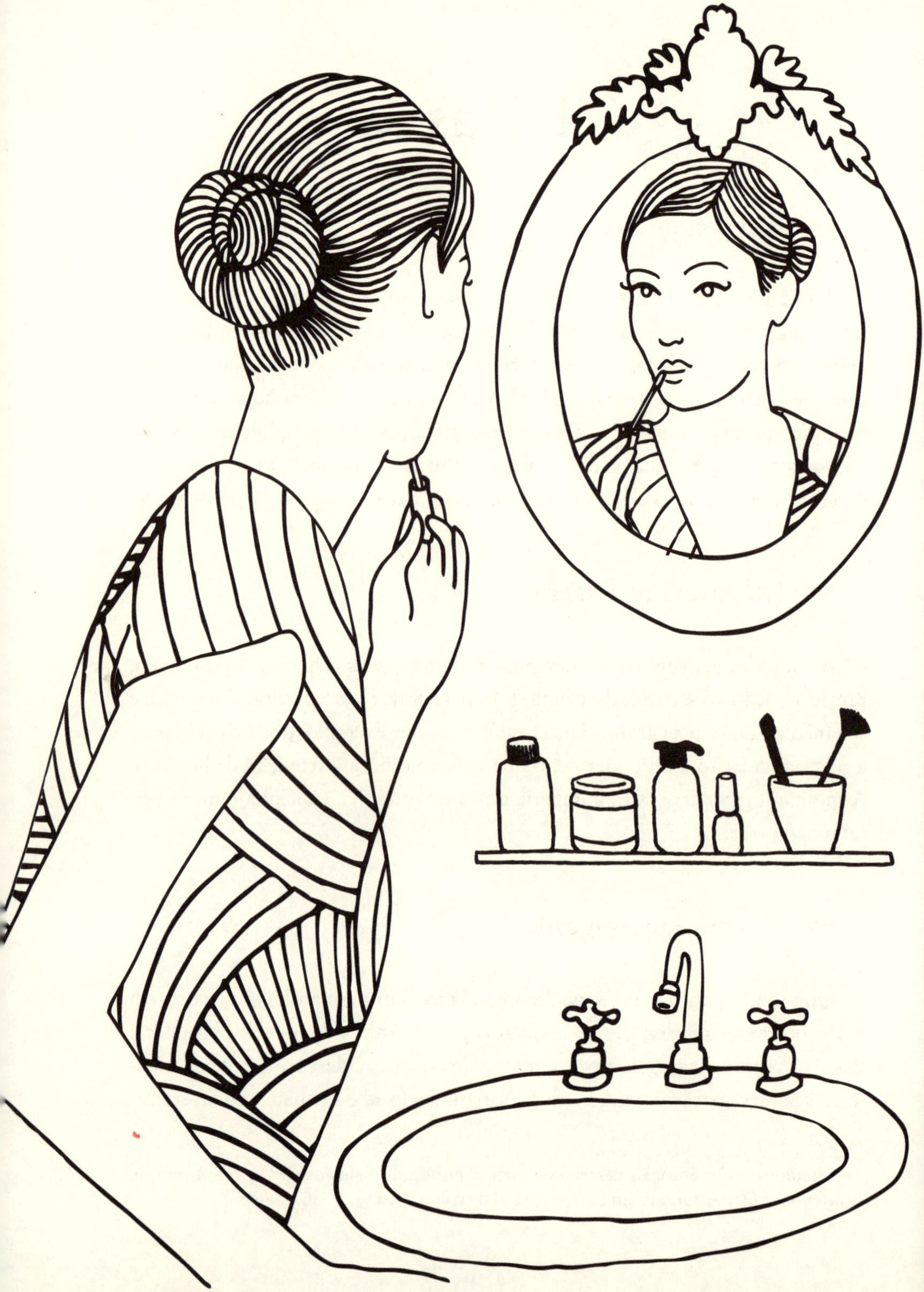

De olho no princípio ativo

Cremes e formulações de uso tópico e local podem auxiliar o tratamento da celulite, embora, sozinhos, não façam milagre. Entre os princípios ativos mais recomendados estão:

- a cafeína, que pode auxiliar no combate à retenção de líquido;
- o retinol, um derivado da vitamina A, que ajuda na melhora da textura da pele e tem efeito tensor;
- o chá-verde, pela ação anti-inflamatória e vasoconstritora;
- o DMAE, substância que ganhou o apelido de "efeito-cinderela" e que ajuda a melhorar a firmeza da pele;
- a vitamina C, que auxilia a formação de colágeno.

Balança, essa velha conhecida

A celulite é democrática. Afeta magras, gordinhas e obesas. Nem por isso você pode descuidar da balança. O índice de massa corporal, conhecido como IMC, nem sempre é determinante para que a pele ganhe aspecto de casca de laranja. Ainda assim, os estudos científicos mostram que o IMC acima do desejável aumenta, sim, o risco de as celulites darem o ar da graça.

Para calcular o seu IMC, divida o seu peso pela sua altura ao quadrado.[4]
Exemplo: **80kg / 1,80m x 1,80m = 24,69** (**Normal**)

$$\textbf{IMC} = \frac{\textbf{Peso}}{(\textbf{Altura x Altura})}$$

4 Fonte: Abeso

Categoria	IMC	
Abaixo do peso	Abaixo de 18,5	Peso saudável equivale ao peso normal.
Peso normal	18,5 - 24,9	
Sobrepeso	25,0 - 29,9	
Obesidade grau I	30,0 - 34,9	
Obesidade grau II	35,0 - 39,9	
Obesidade grau III	40,0 e acima	

Cardápio amigo

Um dos mais completos estudos de revisão sobre a celulite, publicado pela revista da Academia Americana de Dermatologia, em 2010, chama a atenção para o cardápio. A alimentação desregrada, especialmente aquela rica em carboidratos, é um fator associado ao aparecimento da celulite. Isso porque os carboidratos podem provocar uma alta nos índices de insulina no sangue, facilitando o depósito de gordura no organismo. E, como sabemos, o aumento da gordura corporal pode potencializar os riscos de a celulite aparecer ou piorar. Uma estratégia eficiente para diminuir os picos de glicemia depois das refeições é aumentar a ingestão de fibras e grãos integrais. Como demoram mais para ser digeridos, eles jogam menos açúcar no sangue de uma só vez e ajudam a prolongar a sensação de saciedade.

Lista de mercado

Selecionamos alguns alimentos cujos nutrientes podem contribuir para evitar ou reduzir as temidas celulites. Inclua em sua lista de compras de mercado:

• Frutas vermelhas: o poder antioxidante da antocianina está em frutas como amora, framboesa, mirtilo e morango.

• Chá-verde: contém polifenois e catequinas, que, além de antioxidantes, podem auxiliar na formação de colágeno e no controle de peso. Também há evidências de que a bebida melhora a sensibilidade à insulina (ou seja, o indivíduo precisa de menos insulina para manter determinada taxa de glicemia). A recomendação é de que o consumo não ultrapasse quatro xícaras ao dia. Gestantes e lactentes não devem tomar e há restrições também para hipertensos. O chá-verde deve ser ingerido longe das refeições e até às cinco da tarde, para quem tem dificuldade para dormir.

• Aveia, gérmen de trigo e cogumelos: o silício ajuda na reestruturação de colágeno. Os cogumelos, como shiitake e shimeji, além de pouco calóricos, são ricos em proteínas, o que oferece benefício adicional para a dieta.

• Oleaginosas: os compostos fenólicos de oleaginosas como castanha-do-pará, nozes, macadâmia e amêndoas são antioxidantes. Mas atenção: como são alimentos calóricos, o consumo deve ser limitado. Além disso, a castanha-do-pará tem selênio, um ótimo antioxidante, mas que, em excesso, pode ser prejudicial ao organismo. Duas unidades por dia são suficientes.

• Açafrão da terra: oferece a ação antioxidante e anti-inflamatória dos flavonoides.

• Uvas vermelhas: os flavonoides da casca da uva ajudam no combate ao envelhecimento e melhoram a circulação.

• Abacaxi: nova estrela das dietas saudáveis (e ingrediente frequente dos sucos verdes), contém bromelina, que tem efeito anti-inflamatório e ajuda na redução de edema.

Mas não se esqueça: os alimentos devem ser higienizados antes do preparo, especialmente se consumidos crus.

Estude os rótulos

O sódio está entre os nutrientes que mais provocam a retenção de líquidos. Entre os possíveis efeitos colaterais estão o aumento da pressão arterial, problemas renais e de circulação. Por isso, se você ainda tem o (péssimo) hábito de acrescentar sal à comida — seja na hora do preparo, seja à mesa —, comece a seguir um mantra nosso: quanto menos sal, mais saúde. E fique de olho também no rótulo dos alimentos que chegam à sua casa. Por ser um conservante barato, o sal é amplamente utilizado para aumentar a validade e o sabor dos produtos industrializados. Olho no rótulo para fazer boas escolhas.

Quem tem celulite é... ele

Nos homens, a história é bem diferente. Enquanto, após a puberdade, entre 85% e 98% das mulheres apresentam celulite, estima-se que apenas 10% da população masculina sofra do mesmo inconveniente. Essa grande diferença não é pura sorte. É, na verdade, uma condição associada a uma série de fatores, incluindo o papel crucial do estrógeno (o hormônio feminino por excelência) para a formação da celulite e até da própria arquitetura de estruturas da hipoderme, que diferem entre um sexo e outro. Na minoria masculina em que a celulite aparece, costuma ser encontrada na região abdominal.

Grávidas, atenção!

Durante a gravidez, o risco de celulite aumenta. Isso acontece pela ação de hormônios, como a prolactina e a insulina, cujas taxas se elevam nesse período, e também pelo aumento do volume de líquidos. Ambos os fatores estão relacionados à celulite, pelo aumento do depósito de gordura e da retenção de líquidos. Por isso, siga à risca as orientações do seu médico e tenha muita atenção ao consumo de sal, carboidrato e gorduras.

A mulher (da meia) elástica

Se você trabalha muitas horas em pé, incorpore uma meia elástica ao seu guarda-roupa. Elas ajudam a melhorar a circulação. Outra dica para uma boa circulação: ao chegar em casa, durante aproximadamente dez minutos, deite em uma superfície lisa e coloque as pernas para cima, de maneira que os pés fiquem num ângulo de aproximadamente 45 graus.

Mitos & verdades

Bebês com muita celulite serão adultos mais propensos a desenvolvê-las?

Não há relação entre um e outro. A celulite do bebê é causada pela imaturidade do tecido adiposo, que ainda não está bem-organizado. Ou seja, quando o tecido se desenvolve, esse tipo de celulite some. Já a celulite do adulto é consequência de danos estruturais da região mais profunda da pele, composta de tecido adiposo.

Refrigerante dá celulite?

O consumo de refrigerantes pode, sim, aumentar os riscos de celulite. Como vimos, dietas ricas em carboidratos, especialmente os simples, de fácil digestão, fazem com que as taxas de açúcar no sangue subam rapidamente, o que estimula o estoque de energia em forma de gordura. Além disso, o refrigerante, seja normal, seja sem açúcar, contém sódio, que aumenta a retenção hídrica — o que pode piorar o aspecto da celulite. Conclusão: quanto menos refrigerante, melhor.

Quanto mais forte é a drenagem linfática, melhor é o efeito?

Volta e meia chegam pacientes com várias manchas roxas depois de sessões de massagem. Mas não se engane: a força não ajuda a eliminar celulites. A drenagem manual deve servir para estimular o funcionamento dos gânglios linfáticos. Para o efeito desejável, o mais importante são os pontos de estímulo e não a força empregada.

RECEITAS CASEIRAS

EXERCÍCIO E MOTIVAÇÃO

A celulite, como sabemos, pode ser causada por múltiplos fatores. E fazer atividade física é essencial nessa guerra. Pensando nisso, recorremos ao professor de educação física carioca Sergio Baia, para montar uma lista com sugestões de estratégias simples, que nos motivam a persistir nas batalhas contra a celulite e a preguiça. Mas atenção: você deve estar liberado pelo médico para a prática de exercícios físicos, especialmente se for sedentário ou tiver algum problema de saúde.

Se você precisa emagrecer... tenha um objetivo. O excesso de peso cria um campo fértil para a celulite. Por isso, estabeleça metas que, indiretamente, vão contribuir para que você perca peso. Se você é daquelas que não gostam de andar na esteira ou correr na praia, procure aulas coletivas e coloque objetivos concretos. Por exemplo, fixe uma data para participar de uma meia maratona. Enquanto isso, estipule metas semanais, como correr determinada quilometragem na esteira da academia.

Se você quer ficar menos flácida... lembre-se de que tudo na vida tem um começo. A pele flácida contribui para que a celulite se torne mais evidente. Mas não adianta pensar que um corpo bem-torneado aparecerá depois de apenas uma semana de malhação. Por isso, persista até que os resultados comecem a aparecer.

Se a sua circulação precisa melhorar... os exercícios aeróbicos são os mais indicados. Sue a camisa na esteira, no transport, na natação... enfim, em exercícios que façam você suar. E lembre-se: além de melhorar sua capacidade cardiorrespiratória, exercícios aeróbicos ajudam a manter as pazes com a balança.

Não descuide... combine os exercícios com tratamentos estéticos e dieta balanceada, controlando a ingestão de sal e carboidratos, para potencializar os resultados.

Se você quer evoluir... seja persistente. Estipule a frequência semanal do exercício e mantenha-se comprometido em não faltar. Se o começo é mais difícil, o hábito fará o seu corpo se adaptar e a rotina de exercícios ficará mais prazerosa.

UM MENU ANTICELULITE

Que tal programar um dia para fazer um cardápio recheado de nutrientes que podem auxiliar a combater fatores de risco das indesejáveis celulites? A seguir, algumas receitas que utilizam alimentos com propriedades antioxidantes, diuréticas e anti-inflamatórias, para fazer em casa:

Café da manhã

- 2 fatias de pão integral com queijo branco e geleia de frutas vermelhas sem açúcar (antocianinas, lembra?)
- 1 xícara de chá-verde (as catequinas poderosas)

Lanche 1

- Suco anticelulite

Almoço

- 1 filé de frango acebolado (quercetina)
- 2 pegadores de couve manteiga refogada em alho e azeite (betacaroteno, alicina, vitamina E)
- Cenoura cozida no vapor com salsinha picadinha e azeite (betacaroteno, apigenina, vitamina E)
- Arroz integral (silício)

Lanche 2

- 1 torrada de pão integral com pastinha de tofu ao pesto de macadâmia (genisteína, vitamina E)

Jantar

- Arroz integral com açafrão (silício, flavonoides)
- Shiitake grelhado com molho shoyo e abacaxi (silício, bromelina)
- Salada de maçã, aipo, castanha-do-pará e iogurte natural (quercetina, apigenina, vitamina E)

Ceia

- 1 xícara de chá de camomila (apigenina)

RECEITAS

Pastinha de tofu ao pesto de macadâmia

Coloque em um processador: 1 colher de sopa cheia de tofu, 10 folhas de manjericão, 1 colher de sopa de azeite e 3 macadâmias (ou castanha-de-caju). Bata até formar uma consistência de pasta uniforme.

Suco anticelulite

1 copo de água de coco, 1 folha de couve, 3 folhas de hortelã, suco de uma lima-da-pérsia, uma rodela (caprichada) de abacaxi. **Modo de preparo:** bata todos os ingredientes no liquidificador e beba. Importante: não coar, para preservar a quantidade de fibras e nutrientes da bebida. (Este suco ajuda a combater a retenção de líquidos que pode agravar o aspecto "casca de laranja" da pele. A água de coco e o abacaxi têm efeito diurético. Já a lima-da-pérsia estimula a circulação linfática e é rica em antioxidantes, enquanto a couve e a hortelã ajudam o organismo a fazer um "detox".)

Arroz integral com açafrão

Acrescente o açafrão a gosto quando o arroz estiver quase seco (misture bem quando ainda estiver com um pouquinho de água).

Shiitake grelhado

Lave o shiitake com água corrente, secando com papel toalha. Grelhe em uma frigideira de teflon apenas com um fio de azeite. Os cogumelos minam uma água e cozinham nesse próprio líquido. Se houver água em excesso, escorra um pouco. Acrescente molho shoyo light (sem glutamato monossódico) a gosto e complemente com uma ou duas rodelas de abacaxi. Grelhe por alguns minutos e já pode servir.

Salada de maçã, aipo, castanha-do-pará e iogurte natural

Pique uma maçã sem a casca e o miolo. Junte um talo de aipo e acrescente 3 castanhas-do-pará trituradas e 1 colher de sopa de iogurte natural, sem adoçante. Ajuste o sal.

5. Acne

"Todo mundo é capaz de dominar uma dor, exceto quem a sente."
William Shakespeare (1564-1616), dramaturgo inglês.

Sabe o que Salma Hayek, Cameron Diaz, Emma Stone e Brad Pitt têm em comum, além da beleza incontestável e da fama que alcança os quatro cantos do mundo? Todos sofreram de acne e, como se sabe pela imprensa internacional, guardam marcas — visíveis ou não — da doença. Salma Hayek, a atriz de origem mexicana que conquistou papéis importantes no cinema americano (e atualmente é a primeira-dama da holding bilionária de marcas de luxo Kering, que pertence ao seu marido e cujo portfólio inclui Gucci, Balenciaga e Bottega Veneta), contou recentemente em entrevista à revista feminina *Lucky* o drama que enfrentou na juventude por causa das espinhas. "Eu tinha acne. E essa acne era tão severa, que me fez cair em uma depressão grave. Não saía de casa. Tocava a minha pele assim que acordava, antes de levantar, apenas para me preparar para enfrentar o espelho", declarou ela.

Essas estrelas de Hollywood fazem parte de um grupo vastíssimo de pessoas. Nos consultórios de dermatologia, a acne é o problema de pele mais comum. No Brasil, 80% das pessoas entre 11 e 30 anos irão sofrer de acne, de acordo com dados divulgados pelo Ministério da Saúde. Nas mulheres, ela é mais frequente dos 14 aos 17 anos. Nos homens, entre 16 e 19 anos.

Se você já passou dos 20 anos faz tempo e sofre com esse problema, saiba que não há nada de anormal nisso. Embora seja mais corriqueira entre adolescentes, a acne também pode se manifestar bem depois da puberdade. Segundo a Sociedade Brasileira de Dermatologia, na população adulta, 1% dos homens e 5% das mulheres têm acne.

Mas, afinal, por que surgem as espinhas? Vamos fazer um passeio pelas estruturas da pele para entender melhor essa questão. As principais estruturas envolvidas no aparecimento da acne são os folículos pilosos, aqueles pequenos orifícios de onde brotam os pelos, e as glândulas sebáceas, responsáveis pela produção de sebo. Na derme, a camada intermediária da pele, essas duas estruturas se ligam e é através desse canal que as glândulas sebáceas secretam a gordura que mantém nossa pele lubrificada e protegida. Quando há algum comprometimento desse mecanismo, a acne pode aparecer.

Há quatro fatores principais diretamente relacionados à formação de cravos e espinhas e que podem ou não estar ligados entre si. São eles:

1. Aumento na produção de sebo;
2. Aumento da formação de queratina no folículo piloso (a hiperqueratinização);
3. Proliferação da bactéria *Propionibacterium acnes* (o acúmulo do sebo somado ao aumento da queratina forma o ambiente ideal para que esses micro-organismos se multipliquem);
4. Aumento das substâncias que causam inflamação.

A acne é um distúrbio dermatológico inflamatório crônico, que se manifesta na forma de espinhas, cravos e caroços. Em 40% dos casos o quadro pode persistir por mais de dez anos. Muitas vezes, a doença tem influência de distúrbios ou oscilações hormonais. Isso explica a ocorrência de acne associada a doenças que alteram as taxas de determinados hormônios, como a testosterona e a progesterona, e também a períodos como puberdade, menopausa e a tensão pré-menstrual. Na mulher adulta, as principais causas de acne são o uso de cosméticos errados ou problemas hormonais.

A acne cosmética decorre do uso de produtos de beleza e maquiagens inadequados, que acabam por obstruir os poros. Já a acne hormonal é associada a um distúrbio endocrinológico, em que há uma alteração da secreção normal dos hormônios, especialmente dos andrógenos (derivados do hormônio masculino). São pistas desse último tipo: a piora visível da acne antes da menstruação, início tardio ou súbito, acne persistente após tratamentos convencionais ou associada a outras manifestações clínicas do hiperandrogenismo (como queda de cabelo, irregularidade menstrual, pelos na região do queixo e mamilos, ganho de peso, voz mais grossa...).

Nos casos em que se suspeita de acne hormonal, a orientação é investigar a dosagem de alguns hormônios, ainda que, na maioria das vezes, as alterações nessas taxas não consigam ser rastreadas. Além disso, exames ginecológicos para avaliação dos ovários podem verificar se a mulher sofre da síndrome do ovário policístico, condição que afeta 1 em cada 10 mulheres em idade fértil e é caracterizada pelo aumento de androgênios no organismo. Confirmando-se o diagnóstico, um acompanhamento multidisciplinar (com endocrinologista e ginecologista) se faz necessário.

E um alerta às estressadas de plantão: o estresse, que aumenta a secreção do hormônio cortisol, pode interferir no funcionamento das glândulas sebáceas e elevar os riscos de acne também.

Cravos e espinhas têm predileção pelo rosto e tronco. Não por acaso, já que nessas regiões há um maior número de glândulas sebáceas.

Existem vários estudos que investigaram a relação entre dieta e acne, mas não se conseguiu ainda produzir evidências suficientes para banir essa ou aquela comida do cardápio. Antes de liberar geral, saiba que, nessas investigações, os alimentos que parecem ter uma relação mais estreita com o aparecimento das indesejáveis espinhas são aqueles que provocam picos nas taxas de açúcar no sangue (a hiperinsulinemia) e os laticínios. Ao longo do capítulo, vamos explorar um pouco mais esse tópico controverso.

Os especialistas classificam a acne de acordo com a gravidade, do grau I ao V, o que facilita a escolha da estratégia mais acertada de tratamento.

O tratamento varia de acordo com cada caso e depende de fatores como: tempo de evolução, idade em que o problema apareceu, extensão do quadro, histórico familiar e de tratamentos prévios, desequilíbrio hormonal e presença de outras doenças (comorbidades). Se você tem acne, não desanime. Em praticamente todos os casos, o problema é controlável.

O uso tópico de retinoides é, de maneira geral, a base do tratamento dos pacientes com acne, exceto nos casos mais severos. Dependendo da avaliação do médico, pode estar combinado com outros recursos, que vão desde limpeza de pele e uso de produtos tópicos ou orais a peelings, laser, luz... Montamos um esqueminha para você visualizar melhor esses recursos principais. Mas, não se esqueça de que, assim como o tipo de acne pode variar de uma pessoa para outra, o tratamento também pode. Por isso, é indispensável que os produtos usados por você sejam prescritos pelo dermatologista.

Uso tópico:

- derivados da vitamina A;
- peróxido de benzoíla;
- nicotinamida;
- ácido azelaico;
- antibióticos (eritromicina, clindamicina);
- ácido salicílico.

Uso oral:

- antibióticos (como a tetraciclina e a eritromicina);
- antiandrogênicos (como pílulas anticoncepcionais com ciprotrona e diurético espironolactona);
- isotretinoína (um derivado da vitamina A, cuja marca mais conhecida é Roacutan).

Peelings: ácido retinoico, salicílico, solução de Jessner.

Luz Azul: ainda não é consenso, mas sua ação benéfica se deveria ao efeito anti-inflamatório.

Laser: dependendo do tipo de aparelho, pode proporcionar um efeito anti-inflamatório, além da redução de sequelas, como cicatrizes e manchas.

Radiofrequência: para tratar cicatrizes.

Em muitos casos, as consequências da acne não se limitam apenas à estética. Assim como a atriz Salma Hayek contou em seu depoimento à revista americana, os danos psicológicos podem ser ainda mais profundos e duradouros que as lesões visíveis de pele.

Entre pacientes com o problema, não são raros os episódios de depressão, ansiedade e isolamento. A cicatriz da acne também pode se tornar uma cicatriz de alma.

Nem sempre a percepção do paciente corresponde à gravidade do quadro. Ainda que clinicamente a gravidade do quadro seja de leve a moderada, para vários pacientes o impacto emocional dessas lesões é profundo. O entendimento de que se trata de um distúrbio dermatológico com implicação psicossocial é fundamental para o sucesso terapêutico.

Pode acontecer de o quadro piorar depois do início do tratamento. Ainda assim, persista para obter o efeito desejado. A melhora da acne requer tempo, consultas regulares em consultório e, acima de tudo, a cooperação do paciente. Se você sofre de acne, tenha em mente que o ponto-chave para se livrar dela é estar comprometido em seguir as orientações prescritas, mesmo depois que o quadro apresenta melhora.

Como sempre é melhor prevenir do que remediar, não espere as lesões se agravarem para procurar tratamento e, depois que elas forem amenizadas, foque na manutenção adequada. Para ajudá-la nesse caminho, atenção às nossas dicas.

Dicas

Cada grau, uma sentença

A acne, como explicamos, pode se apresentar com gravidade variável. Os médicos usam uma classificação que divide a doença em cinco estágios, de acordo com suas características. Esse método facilita tanto a compreensão da doença pelo paciente quanto a escolha da melhor estratégia de tratamento pelo especialista.

- Grau I: comedões (mais conhecidos como cravos). Podem ser abertos ou fechados. Aparecem quando o sebo e as células mortas obstruem o poro.
- Grau II: comedões e pápulas (ou espinhas) + pústulas (espinhas com pus). Há inflamação e proliferação da bactéria *Propionibacterium acnes.*
- Grau III: comedões, pápulas, pústulas e cistos (caroços duros).
- Grau IV: presença de cistos maiores e lesões nodulares (mais profundas).
- Grau V: é o mais severo, quando surgem cistos desfigurantes subitamente e aparecem outros sintomas gerais, como febre e mal-estar.

Não espere piorar

Quando a acne aparece em adultos, muitos pacientes costumam estranhar e não dar muita importância às espinhas, até que elas se agravem. A demora em iniciar o tratamento, porém, pode aumentar os riscos de manchas e cicatrizes.

Limpeza de pele

A orientação aqui é clara: NÃO ESPREMA ESPINHAS E CRAVOS. Uma maneira de reduzir a tentação é submeter-se a sessões de limpeza de pele periodicamente. Uma vez por mês, em média, é uma boa frequência de manutenção. Preste atenção à esterilização de materiais, à assepsia das mãos do profissional e à higiene do local. Mas atenção: limpeza de pele não é tratamento para acne, e sim um recurso auxiliar.

Unhas bem-cortadas

Acreditamos na sua força de vontade em resistir a espremer os cravos e espinhas que teimam em aparecer. Mas sabemos que pode acontecer de você cutucá-los, ainda que acidentalmente, em um momento de distração. Como as unhas guardam sujeira, especialmente quando não estão aparadas, elas podem machucar a pele e aumentar a proliferação de bactérias. Mantenha as unhas curtas, para reduzir o risco (e a tentação) de mexer na pele.

Hidratação já

A acne sempre está acompanhada de um componente de oleosidade (da própria pele ou de produtos usados sobre ela, por exemplo). Mas mesmo a pele oleosa ou acneica precisa ser hidratada. A questão fundamental é escolher o produto certo. Dê preferência aos hidratantes de toque seco e em gel, que sejam livres de óleo em sua composição. E caso a sua pele seja oleosa, não se esqueça de que todos os produtos devem ser próprios para este tipo de pele.

Não desista, persista!

Um dos principais ingredientes para o sucesso do tratamento de doenças crônicas, como a acne, é a aderência do paciente. E é, também, um dos principais obstáculos que os médicos enfrentam. Talvez a razão para esse descompasso seja a alta expectativa de que os resultados sejam percebidos em um curto espaço de tempo, cita um artigo publicado no *Journal of the American Academy of Dermatology*, em 2009. Embora o início do tratamento possa até piorar as lesões, é importante insistir para obter a melhora.

Diga não à automedicação

A acne é uma doença e deve ser acompanhada por um especialista, para que a abordagem terapêutica adequada seja feita desde o início. O tratamento inadequado, além de frustrar o paciente, aumenta os riscos de sequelas, como cicatrizes e manchas. E pode, além disso, mascarar problemas de saúde que requerem orientação específica, como os ovários policísticos.

Roacutan

Os homens são mais suscetíveis à acne grave do que as mulheres. Por outro lado, elas são mais atingidas pela acne persistente. São esses os casos em que o tratamento é mais complexo e requer atenção máxima do paciente. Provavelmente, mesmo quem nunca sofreu de acne já ouviu falar da isotretinoína, medicamento cujo nome comercial é Roacutan. Essa substância foi de fato uma revolução no tratamento de casos mais complicados de acne.

Ainda assim, não é um recurso recomendável para qualquer paciente, principalmente pelos efeitos colaterais que pode apresentar. Se você usa ou ainda vai usar esse medicamento, fique atenta. Seguir as recomendações é imprescindível. Entre elas está a proibição total de gravidez. A paciente deve utilizar métodos anticoncepcionais pelo menos dois meses antes do início do tratamento, durante e até dois meses após a conclusão.

Acne na gravidez

A probabilidade de desenvolver acne durante a gravidez é de 50% e é difícil prever quais pacientes estão mais suscetíveis ao problema. O turbilhão hormonal que o corpo da mulher experimenta pode aumentar a oleosidade da pele. Procure um dermatologista para receber orientação individualizada. Ainda mais nesse período, não se automedique, já que há substâncias de uso proibido durante a gestação. Entre elas estão alguns antibióticos, o ácido glicólico e até duas das estrelas do tratamento antiacne: o ácido retinoico e a isotretinoína. E fique tranquila, pois essa acne gestacional tende a desaparecer conforme a gravidez avança ou depois do nascimento do bebê.

Meu bebê tem espinhas

A acne pediátrica, também conhecida como acne do bebê ou neonatal, é caracterizada pelo aparecimento de espinhas e cravos em recém-nascidos. Em geral, o problema aparece ainda no primeiro mês de vida da criança e pode durar por até seis meses, em média. Não esprema ou cutuque essas espinhas de jeito nenhum.

O problema não costuma ser grave nem deixar cicatrizes. Ainda assim, é importante que seja feita uma avaliação do médico, especialmente se as lesões apresentarem pus. Nos casos em que a acne aparece em crianças menores de 8 anos, vale a mesma recomendação. Nos últimos anos, foi detectado um aumento no número de casos, o que acende um alerta e pode significar alteração hormonal em crianças.

A melhor receita

A melhor receita caseira para tratar acne é... não usar receitas caseiras. Arriscar soluções improvisadas, como colocar pasta de dentes sobre as espinhas, além de não funcionar, pode piorar a acne e aumentar o risco de cicatrizes. E, se a tentação de espremê-las for grande, lembre-se de que pior do que controlar essa vontade é correr o risco de infeccionar ainda mais o local, agravando o quadro.

Cardápio *sub judice*

Há tempos, a ciência tenta traçar uma relação direta entre a dieta e o aparecimento (ou piora) da acne, esbarrando sempre em controvérsia. Ao longo de décadas, prevaleceu a orientação para que os pacientes se privassem de uma vasta gama de alimentos, incluindo carboidratos em geral, gorduras e, claro, chocolate. Descobriu-se, então, que essas associações não passavam de mito.

Recentemente, uma nova corrente de pesquisas coloca essa questão no olho do furacão. Alguns estudos encontraram indícios de que existiria, sim, relação entre a acne e o consumo de leite ou de alimentos ou refeições de alta carga glicêmica (aqueles que, quando ingeridos, provocam um aumento rápido e substancial nas taxas de açúcar no sangue). Ao que tudo indica, essa é uma área que promete novidades instigantes nos próximos anos.

Não custa tentar...

... manter um diário alimentar pode ajudar você e o seu dermatologista a identificarem se o consumo de determinado alimento parece agravar o seu quadro de acne.

Mitos & verdades

Pegar sol seca espinha?

Em doses homeopáticas e dentro dos horários adequados (até 10h e a partir das 16h, sempre com protetor solar), quando não está tão quente, o sol pode ter efeito positivo para a melhora da acne. Mas tome muito cuidado e não extrapole (lembre-se: a dose aqui é pequena, homeopática), pois o sol aumenta o risco do aparecimento de manchas.

Lavar o rosto várias vezes ao dia melhora a acne?

Não. Seja comedida nesse quesito: em média, duas vezes ao dia, usando um sabonete específico para a sua pele, é o suficiente. Lavar o rosto várias vezes pode fazer um efeito inverso e estimular as glândulas sebáceas. Pode, ainda, tirar a capa protetora da pele, deixado-a mais suscetível a infecções.

Chocolate dá acne?

Provavelmente, você que leu este capítulo até aqui já imagina a resposta. Não há evidências conclusivas para traçar essa relação. Mas o que entrava na categoria "mito" talvez possa ser reavaliado no futuro, com o avanço nas pesquisas sobre o aparecimento de acne e o consumo de alimentos com leite ou alto índice glicêmico. De qualquer maneira, vale lembrar que o melhor chocolate para a saúde é aquele amargo, com maiores concentrações de cacau.

Pílula anticoncepcional ajuda a tratar acne?

Dependendo do caso, sim. Esse efeito se dá porque alguns tipos de anticoncepcionais têm ação antiandrogênica. Ou seja, os compostos de sua formulação inibem ação de hormônios masculinos presentes no organismo da mulher e que, como já vimos nesse capítulo, podem estimular o funcionamento das glândulas sebáceas. Mulheres com síndrome do ovário policístico, por exemplo, costumam ter resposta positiva a essa abordagem terapêutica. Se sua intenção é tratar a acne, não deixe de consultar o médico. Não se automedique, para evitar riscos à saúde.

O uso de anabolizante para fins estéticos, além de outros riscos, pode dar acne?

Sim. Os anabolizantes podem levar ao desenvolvimento de acne grave, mesmo em pacientes sem histórico da doença, já que estimulam o funcionamento das glândulas sebáceas. Segundo estatísticas oficiais, cerca de 460 mil pessoas no Brasil consomem ou já consumiram alguma vez na vida esteroides anabolizantes. Muitos deles não têm indicação médica e o fazem na tentativa de melhorar o desempenho esportivo, reduzir a gordura corporal e aumentar massa muscular. O uso para fins estéticos, embora irregular, é relativamente comum e traz riscos à saúde que vão muito além de acne.

RECEITAS CASEIRAS

A relação entre a dieta e a acne é controversa desde sempre. Vários alimentos antes considerados vilões da boa pele foram totalmente inocentados. Mas uma série de pesquisas recentes trouxe de novo essa discussão à tona, ao fornecer dados sobre uma possível relação entre o consumo de leite e de refeições com carga glicêmica elevada. Inspiradas por essa linha de pesquisa, adaptamos algumas receitas de lanches, que você vê a seguir:

COOKIES DE CACAU COM AVELÃS

(Sem leite e com xarope de agave, cujo índice glicêmico é menor que o do açúcar.)

Ingredientes para a massa: 1 xícara de creme de avelãs, 1 colher de sobremesa de chocolate amargo (70% cacau) picado, 1 banana madura amassada, 2 colheres de sopa de xarope de agave, 2 colheres de chá de extrato de baunilha, 1/2 colher de chá de fermento em pó.

Para preparar o creme de avelãs, deixe 2 xícaras de avelãs de molho em 2 xícaras de água por 8 horas. Jogue fora a água e bata as avelãs em um processador até formar um creme.

Modo de preparo: em um recipiente, misture 1 xícara do creme de avelã com a banana, o cacau, o agave, o extrato de baunilha e, por último, o fermento em pó. Cubra a tigela e leve a massa à geladeira por pelo menos duas horas. Em seguida, faça bolinhas com a massa, achatando-as sobre a assadeira já untada para fazer o formato do cookie. Preaqueça o forno por 10 minutos e asse os cookies por 10 minutos ou até ficarem firmes. Cuidado para não queimar. Retire do forno e deixe-os descansarem na assadeira. Quando estiverem frios, leve-os à geladeira para que fiquem na consistência correta.

MAÇÃ RAPIDINHA

Ingredientes: 1 maçã, 1 colher de chá de mel e 1 colher de café de canela.

Modo de preparo: corte a maçã com a casca em fatias bem finas. Leve ao forno, colocando o mel e a canela polvilhada sobre a fruta. Deixe dourar.

BIOMASSA

A biomassa de banana verde é uma receita bem brasileira, desenvolvida pelas pesquisadoras Heloisa Valle e Márcia Camargos. Misturada durante o preparo de sucos, bolos, brigadeiros, *smoothies*, pães, sopas, caldas e molhos, pode baixar a carga glicêmica da refeição. Para bater em um suco ou em um *smoothie*, utilize 1 colher de chá. Em bolos, sopas, pães, use de 1 colher de sopa a 1 xícara da polpa de banana verde.

Ingredientes: 1 cacho de banana verde.

Modo de preparo: Lave as bananas com casca, uma a uma, utilizando esponja com água e sabão. Numa panela de pressão com água fervente, cozinhe as bananas com água por 20 minutos. Desligue o fogo após os primeiros 8 minutos e deixe que a pressão continue cozinhando as bananas. Espere o vapor escapar naturalmente. Vá aos poucos separando a casca da polpa e passe a polpa imediatamente no processador. É importante que a polpa esteja bem quente para não esfarinhar. O produto que sai do processador é a biomassa de banana verde.[5]

Experimente...

Brigadeiro funcional (com biomassa)

Ingredientes: 2 xícaras de biomassa de banana verde, 2 colheres de sopa de avelãs batidas no processador até virar uma farinha, 30 gramas de chocolate amargo (70% cacau) e castanha-de-caju sem sal para enrolar.

Modo de preparo: misture todos os ingredientes e leve ao fogo para engrossar. Deixe esfriar e enrolar em bolinhas. Passe nas castanhas picadas. Leve à geladeira por duas horas para dar o ponto e armazenar na geladeira.

5 Receita baseada no livro *Yes, nós temos bananas — Histórias e receitas com biomassa de banana verde*, de Heloisa Valle e Márcia Camargos.

6. Cabelos

"Não se deixem enganar pelos cabelos brancos, pois os canalhas também envelhecem."
Ruy Barbosa (1849-1923), diplomata brasileiro

Não precisa se dar ao trabalho de contar: no corpo de uma pessoa jovem e saudável espalham-se, em média, 5 milhões de folículos pilosos (se a conta incluir apenas aqueles localizados no couro cabeludo, o número varia entre 80 mil a 120 mil folículos, em média). Os ruivos tendem a ter menos fios (embora seu cabelo seja, em geral, mais grosso), enquanto os loiros costumam ter fios mais numerosos (e também mais finos). Já os morenos ficam, em geral, perto da média de 100 mil fios.

Os pelos são estruturas em forma de fio, muito resistentes (fios saudáveis podem aguentar tensão de até 160 gramas) e elásticos (podem dobrar de tamanho, quando molhados). As células que os originam são produzidas nos folículos pilosos e formadas principalmente de queratina. Enquanto a raiz fica no interior da derme, a haste, formada apenas de células mortas, é a parte que fica aparente. Glândulas sebáceas e músculos eretores (aqueles que eriçam os pelos quando temos um arrepio) anexam-se a eles.

Cada fio tem seu próprio ritmo e a fase do ciclo de vida em que se encontra independe dos outros fios. O cabelo cresce por volta de 0,4 milímetro por dia, durante uma parte de seu ciclo de vida que dura de 3 a 5 anos. Antes que você se pergunte por que os seus cabelos jamais chegaram perto dos de uma Vênus, saiba que a mulher que inspirou Botticelli devia ser uma privilegiada por natureza. O comprimento máximo que os fios alcançam costuma ficar entre 70 centímetros e um metro, com variações de uma pessoa para outra.

Assim como acontece com a pele, a cor do cabelo depende da melanina, pigmento produzido por células chamadas melanócitos. A concentração e a composição química desse pigmento determinam se a pessoa será loira ou morena, variando, também, de acordo com a genética de cada um.

Já cabelo branco é consequência da ação do peróxido de hidrogênio (a famosa água oxigenada), cuja produção aumenta conforme envelhecemos. Essa substância muda a cor natural dos nossos fios, em um processo que começa a partir dos 35 anos, geralmente. Porém, há fatores que aceleram o seu surgimento, como genética, estresse, cigarro e má alimentação. A dieta desequilibrada, principalmente aquela rica em gorduras saturadas e trans, prejudica também a saúde dos cabelos, como veremos mais adiante no capítulo.

Se ficar grisalha é uma possibilidade que, só em pensar, já a deixa de cabelo em pé, a boa notícia é que há avanços científicos que poderão, num futuro, quem sabe não muito distante, combater o problema de maneira bastante eficaz.

É preciso compreender que, com o passar dos anos, o processo natural de envelhecimento exerce um papel significativo na saúde e aparência dos cabelos. O impacto vai além das mudanças de cor que, invariavelmente, cedo ou tarde, todos enfrentarão. E o sol, mais uma vez, é um dos principais inimigos. Ele danifica a proteína da cutícula (parte da camada de proteção dos fios), afinando os fios e deixando-os mais vulneráveis. Além disso, também provoca mudanças de coloração natural (pode desbotar tinturas também) e diminuição da camada lipídica, o que compromete o brilho e a maleabilidade.

Quando se fala em cabelo, entre as queixas principais de pacientes estão os fios quebradiços e opacos e a queda excessiva. Esse pode ser um processo natural, determinado pela genética de cada um, ou pode ser indício de problemas de saúde, como distúrbios de tireoide ou o uso de medicamentos, que necessitam de cuidados especiais. O seu médico é a pessoa mais indicada para avaliar e indicar o tratamento adequado para você. Os dois medicamentos principais que atuam nessa frente (para evitar que o cabelo rareie) são a finasterida, de uso oral, e o minoxidil, de uso tópico. O primeiro diminui a concentração de um hormônio derivado da testosterona, o DHT, cuja ação está entre os principais fatores relacionados à queda de cabelo, enquanto o segundo estimula o crescimento dos fios (ainda que com limitações). O laser capilar de luz vermelha LED (do inglês *Light-Emitting Diode)*, que utiliza luz de baixa intensidade de energia, também é um recurso que colabora na melhora da qualidade e do crescimento dos fios.

Não é de hoje a importância social e emocional dos pelos para homens e mulheres. Excesso, escassez ou branqueamento, por exemplo, podem atingir a autoestima do indivíduo. Ao longo dos séculos, os cabelos marcaram época e tornaram-se protagonistas de histórias que venceram o tempo. Diz-se que, na corte do rei Canuto, monarca da Inglaterra, Dinamarca e Noruega no século XI, homens tinham os cabelos longos e as mulheres deixavam seus cabelos crescer ainda mais, como expressão máxima da vaidade feminina, e prendiam-nos em tranças.

É desse período que data a lenda de uma jovem senhora chamada lady Godiva. Ela desafiou o poder do próprio marido, lorde Leofric, contra a taxação abusiva que impunha aos habitantes de seu povoado, Coventry, no interior da Inglaterra. Reza a lenda que o nobre disse à esposa que só baixaria os impostos no dia em que ela ficasse nua em praça pública — algo que, obviamente, apostava que a mulher jamais seria capaz de fazer. Altruísta e corajosa, Godiva desfilou sem roupa pelo povoado montada em um cavalo. Deixou à mostra apenas o rosto e as pernas, estando coberta somente por... sua longa e vasta cabeleira. Godiva conseguiu o que queria. "Graças ao primeiro protesto de uma dama coberta apenas por seus cabelos de que se tem notícia", lembra Sarah Jane Downing, em *Beauty and Cosmetics 1550-1950.*

A lenda de Godiva não é a única que confere aos cabelos de uma pessoa a aura de um personagem lendário. Na mitologia, os cabelos da deusa Ísis tinham propriedades curativas. Na Bíblia, a força descomunal de Sansão se esvaiu quando Dalila cortou seus cabelos. Nos contos dos irmãos Grimm, Rapunzel, que vivia enclausurada em uma torre, atraiu a atenção de um príncipe através de sua voz e da vasta cabeleira dourada. Dê uma atenção especial aos seus cabelos. Quem sabe eles irão ajudá-la a reacender a melhor história de amor de todas: a sua com você mesma!

Dicas

Protetor solar não é só para a pele

Os raios solares, como dissemos, estão entre os principais agentes causadores de danos aos cabelos. O sol produz uma oxidação que deixa os fios amarelados. O efeito é semelhante ao de uma tintura. Por isso, é recomendado o uso de chapéus (há linhas que já incorporaram anti-UV) e de produtos *leave-in* (sem enxágue) com filtro solar, para serem passados depois da lavagem. A regra vale também para os cabelos castanhos e pretos. Embora tenham quantidade maior de melanina (pigmento que dá a cor escura e ajuda na absorção dos raios UV), eles são mais suscetíveis à ação do sol.

Deu branco

Conforme envelhecemos, aumenta a produção e o acúmulo de uma substância que descolore o cabelo, o peróxido de hidrogênio. Esse processo, que muda a cor natural dos nossos fios, tem início, geralmente, a partir dos 35 anos. Porém, há fatores que podem acelerá-lo. Entre eles:

- genética (se o cabelo branco aparece prematuramente, antes dos 20 anos, é grande a probabilidade de que haja fator hereditário);
- estresse;
- cigarro;
- má alimentação, especialmente a rica em gorduras saturadas e trans.

A boa notícia é a existência de avanços que indicam caminhos tanto para o maior esclarecimento desse processo quanto para a descoberta de substâncias que ajudem a combatê-lo. Entre os estudos promissores estão os que focam no uso de antioxidantes no bulbo capilar e de medicamentos derivados da pseudocatalase modificada. Esse último é um tratamento descoberto por pesquisadores europeus (das universidades de Bradford, na Inglaterra, e de Greifswald, na Alemanha) e publicado em 2013 pela revista da Federação das Sociedades Americanas para Biologia Experimental (Faseb), que conseguiria remover o peróxido de hidrogênio e, possivelmente, também beneficiar pacientes com vitiligo.

Cuide da saúde do couro cabeludo

O couro cabeludo, assim como os fios, requer cuidados e atenção especiais. O cabelo nasce dentro do bulbo, no interior da derme, sendo formado por células vivas em constante renovação. Essas células têm um metabolismo bastante ativo e, por isso, sofrem a influência tanto de fatores internos quanto externos. Cuide para que o calor do secador ou da chapinha não queime o couro cabeludo e preste atenção ao usar coloração e outras químicas. Elas devem ser passadas apenas no fio e não no couro cabeludo.

Socorro, o cabelo sumiu

A queda de cabelo afeta até 50% das mulheres e até 8 em cada 10 homens ao longo da vida. A genética ou mesmo o envelhecimento podem explicar a perda de cabelo. No entanto, há vários outros fatores, como déficit de nutrientes e distúrbios hormonais, que podem estar na raiz do problema. Por isso, é importante procurar um especialista e nunca se automedicar. Alguns indicadores ajudam os médicos a identificar quando a queda de cabelo é anormal:

- a queda diária ultrapassa 100 fios;
- o cabelo visivelmente torna-se fino;
- os cabelos que caem não estão no final do ciclo de vida do fio.

Xô, coceira

Coçar o cabelo pode provocar queda e pode deixá-lo quebradiço desde a raiz. Se você tiver coceira recorrente no couro cabeludo, procure o dermatologista para investigar a causa. Uma das possibilidades é a dermatite seborreica, também conhecida como caspa. Trata-se de uma doença crônica, que causa inflamação na pele e provoca escamação e vermelhidão. Além do couro cabeludo, outras áreas em que há oleosidade, como sobrancelhas e colo, podem ser afetadas. Embora as causas não estejam totalmente esclarecidas, sabe-se que a genética, o estresse e o frio, entre outros fatores, podem estar relacionados ao problema.

Complexo de Sansão

Se você é adepta de alongamento de fios, como megahair, ou costuma fazer tranças daquelas bem rentes ao couro cabeludo, rabos de cavalo muito apertados ou escova daquelas que capricham no estica e puxa, cuidado. Esses penteados expõem os fios a uma tensão exagerada e podem causar a chamada alopecia de tração. Nesses casos, há o risco de que a perda do cabelo seja definitiva. Mas, se detectada precocemente, há chances de ser revertida.

Aulas de química

O uso de química (tinturas e relaxamentos, por exemplo) reduz a camada de gordura que confere brilho ao cabelo. Além de danificar os fios, pode prejudicar também o couro cabeludo, deixando-o mais sensível e ressecado, especialmente se não houver o cuidado adequado durante a aplicação. Para quem não consegue fugir da química, a melhor opção é dar um espaço de, no mínimo, um mês entre uma sessão e outra, e manter a hidratação em dia.

Proteja-se do calor

Secador, chapinha, *babyliss* são parte do arsenal de boa parte das mulheres modernas. Mas é preciso cuidado para que a escova de hoje não signifique o cabelo quebrado de amanhã. O calor intenso pode provocar bolhas de ar no interior dos fios, inibindo o crescimento e tornando-os quebradiços. Dessa forma, o fio pode partir-se mesmo diante de um estímulo simples, como penteá-lo ou prendê-lo. Para quem gosta de banho quente, um alerta: a água em temperatura elevada não faz nada bem aos cabelos.

Cardápio cabeludo[6]

Como dissemos, uma dieta balanceada pode ajudar seus cabelos a ficarem mais fortes e vistosos. Os livros de nutrição funcional descrevem de maneira ainda mais específica a relação entre o desequilíbrio de determinados nutrientes (em escassez ou excesso) e alterações na aparência dos cabelos, como:

• *Aumento da queda de cabelo:* deficiência de ferro, vitamina B5, biotina, vitamina D, zinco, cálcio e cobre. Ou o excesso de cádmio (presente na fumaça do cigarro e na poluição, por exemplo) e de selênio.

Exemplos de alimentos que podem ajudar a combater o problema: cereais, soja, ovos, frutos do mar, couve, abacate, carne vermelha.

• *Cabelo branco precoce:* deficiência de vitamina B5 e vitamina B12.

Exemplos de alimentos que podem ajudar a combater o problema: arroz integral, laticínios, peixes.

• *Crescimento lento:* falta de manganês e ômega 6.

Exemplos de alimentos que podem ajudar a combater o problema: oleaginosas e linhaça.

• *Cabelos sem vida:* pouco cobre, zinco e proteínas.

Exemplos de alimentos que podem ajudar a combater o problema: feijão, frutos do mar, frango, carne vermelha, castanhas.

---

6 Exemplos retirados do livro *Nutrição clínica funcional, dos princípios à prática clínica*, de Valéria Paschoal et al.

• *Cabelos ralos:* proteína, biotina, cobre e zinco em pouca quantidade.

Exemplos de alimentos que podem ajudar a combater o problema: peixe, iogurtes, amêndoas e sementes de abóbora.

• *Cabelos secos e quebradiços:* ácido linoleico, iodo, vitaminas A e C, proteína, zinco e cobre.

Exemplos de alimentos que podem ajudar a combater o problema: leguminosas, algas marinhas, cenoura, kiwi, peixes, frutos do mar, batata-doce, oleaginosas.

Use pré-xampu

Em alguns países da África e Ásia, o uso de pré-xampu é um hábito consagrado e visa proteger os cabelos do ressecamento excessivo (que se agrava pelo uso de química ou por lavagens sucessivas). Composto por uma mistura de óleos (de coco, de oliva, de abacate e de semente da uva, conforme a receita na parte final deste capítulo), deve ser aplicado 10 minutos antes de se lavar o cabelo. O resultado? Fios mais hidratados e bonitos. Independentemente do seu tipo de cabelo, evite colocar perto da raiz.

Use um bom xampu e um bom condicionador

Lavar o cabelo com sabonete é altamente desaconselhável. O sabão normal tem ph alto, que danifica os fios. A escolha de um bom xampu para o seu tipo de cabelo e de um bom condicionador ajuda nos cuidados e na beleza dos fios. Você pode escolher de acordo com o seu tipo de cabelo (seco, oleoso, fino, com química...) e observar as suas preferências, como perfume e textura. O objetivo de se usar condicionador é deixar o cabelo mais macio e fácil de pentear, o que diminui a necessidade de desembaraçar e dar aqueles puxões que podem quebrar o cabelo. Esses produtos também podem ajudar a eliminar a eletricidade estática dos fios e conferir mais brilho. E lembre-se: não penteie o cabelo molhado com escova. Prefira um pente de madeira com dentes largos.

Descubra o corte ideal para você

O cabelo, como se diz, é a moldura do rosto. Não é à toa que os profissionais de salão mais experientes sabem que nem todo corte funciona para todas as pessoas. Tiago Parente, cabeleireiro reconhecido no país, explica que um dos conceitos que aplica ao seu trabalho é inspirado nas concepções do visagismo, técnica que usa traços do rosto, o corte, a cor do cabelo e até a maquiagem para definir a imagem pessoal. Segundo ele, o formato de rosto mais harmônico é o oval, pois nenhuma parte específica do rosto se sobressai demasiadamente. Por isso, muitas vezes o corte que mais valoriza o cliente é aquele que constrói, com elementos visuais, um rosto mais oval. Se você está curiosa para saber qual o seu tipo de rosto, prenda o cabelo todo para trás e observe com atenção o seu contorno facial no espelho.

Além do rosto oval, os principais tipos são:

- Rosto redondo — quando a testa e o queixo são arredondados e as bochechas são proeminentes. Aposte em cortes que emoldurem o rosto.
- Rosto quadrado ou retangular — quando testa e maxilar formam um ângulo reto. Aposte em um corte com movimento, para quebrar o ângulo reto.
- Rosto triangular — quando a testa mais larga afina em direção ao queixo, como em um triângulo invertido. Aposte em dar volume abaixo da linha do maxilar.

Parente nos mostrou alguns exemplos práticos. Para nossa dica ficar mais interativa, marque um "X" nas opções que você acha que não favoreceram as famosas. Veja as respostas no final do teste.

1. Victoria Beckham

A 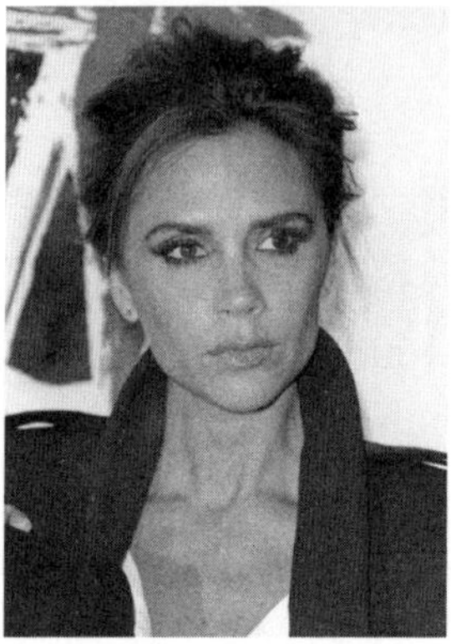

( )

B 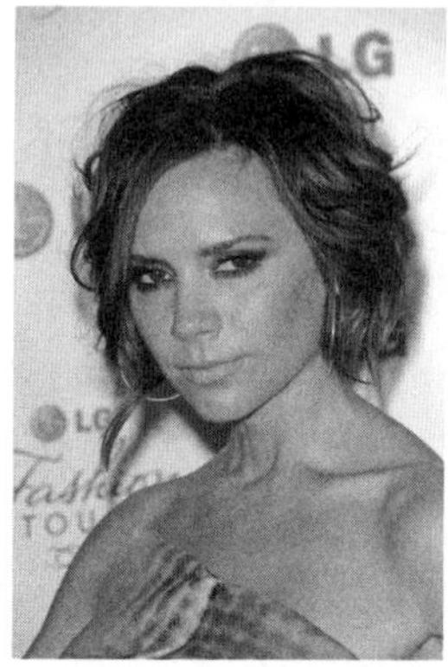

( )

2. Katie Holmes

A 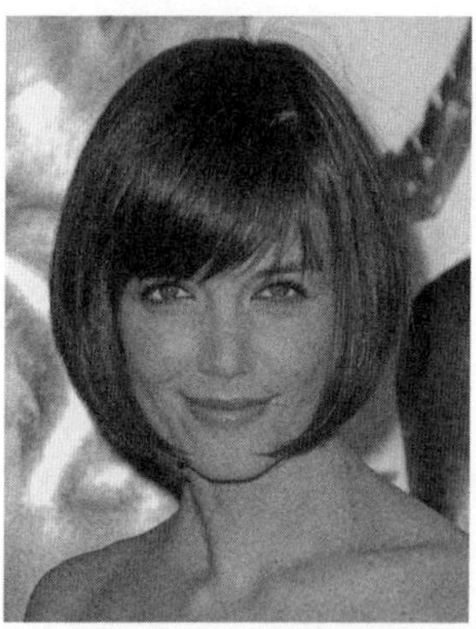

( )

B 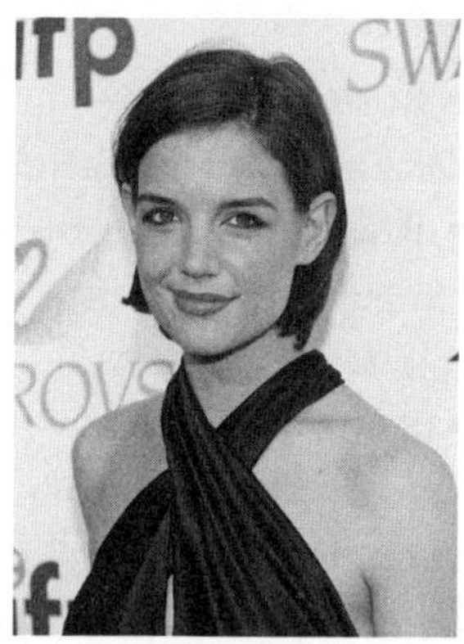

( )

3. Jennifer Lawrence

A

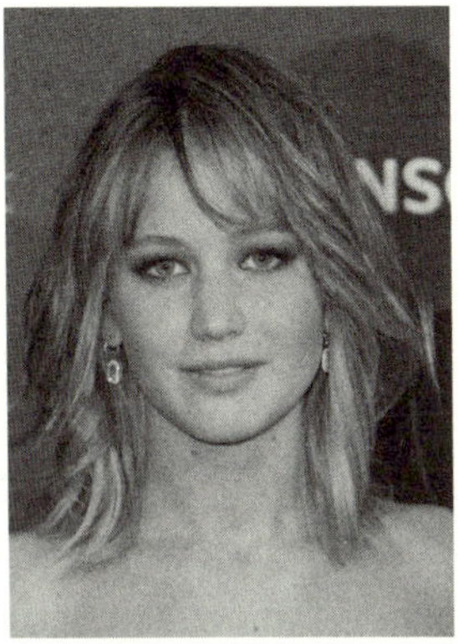

( )

B

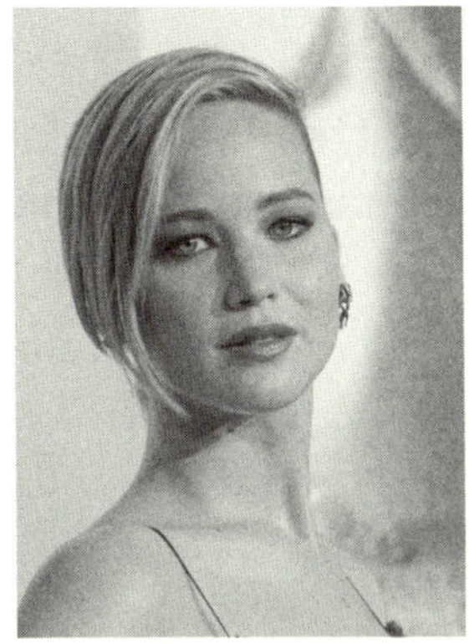

( )

Mitos & verdades

É verdade que uma alimentação gordurosa pode prejudicar a saúde do cabelo?

Depende. Alguns tipos de gordura, como as monoinsaturadas (do azeite extravirgem, do abacate e das oleaginosas, por exemplo) e as poli-insaturadas (especialmente o ômega 3 presente em peixes gordurosos como salmão selvagem, sardinha, arenque, cavala e de grãos como chia e linhaça), têm ação anti-inflamatória. Podemos chamá-las de "gorduras do bem", embora, ainda assim, não devam ser consumidas em excesso. Outros tipos de gordura fazem o efeito contrário e são pró-inflamatórias. Entre as vilãs estão as gorduras trans (usadas em alguns biscoitos, bolinhos prontos e sorvetes, por exemplo) e as gorduras saturadas em excesso (como a da carne, do leite in-

*Respostas:
1. Aposte: B — Evite: A
2. Aposte: A — Evite: B
3. Aposte: A — Evite: B

tegral, de queijos amarelos). Por isso, é muito importante controlar a alimentação e prestar atenção ao rótulo dos alimentos industrializados que você consome.

Depilação a laser pode ajudar no tratamento da pseudofoliculite da barba?

Sim. A pseudofoliculite da barba é uma inflamação dos folículos pilosos, relativamente comum entre homens e que acontece no rosto e no pescoço, áreas onde a barba cresce. Acontece quando os pelos raspados crescem curvados e, em vez de sair da pele, crescem para dentro. Ao se barbear, prefira água morna e certifique-se de que a lâmina está limpa e afiada. O corte deve ser feito na direção em que o pelo cresce, para diminuir os riscos de encravarem. Um número crescente de homens que apresentam o problema tem se beneficiado da depilação definitiva, a laser, cujo objetivo é impedir o crescimento de novos fios.

Arrancar um cabelo branco faz nascerem mais cabelos brancos?

É mito. A regra é que cada folículo produza um fio de cabelo por vez. E, depois do nascimento, não desenvolvemos mais folículos. Dessa forma, dependendo da fase de crescimento em que o cabelo arrancado está, um novo fio pode demorar mais ou menos tempo para nascer novamente no local.

RECEITAS CASEIRAS

PRÉ-XAMPU

Ingredientes: 2 colheres de sopa de azeite extravirgem, 2 colheres de sopa de óleo de jojoba ou de coco, 6 gotas de óleo essencial de semente de uva.

Modo de preparo: coloque o azeite extravirgem em um recipiente redondo. Adicione o óleo de jojoba ou de coco. Misture bem. Acrescente o óleo essencial de semente de uva. Separe o cabelo em 4 a 6 partes e aplique a mistura massageando cada mecha. Em seguida, coloque uma toalha úmida ou uma touca de banho e deixe por 30 minutos. Retire com água morna e lave o cabelo com o seu xampu favorito.

ENXÁGUE PARA UM CABELO BRILHOSO

Usar uma mistura de água, preferencialmente fria, e vinagre deixa os cabelos com um brilho muito bonito.

Ingredientes: 3 colheres de sopa de vinagre de maçã e 1 litro de água. Misture os ingredientes. Faça o último enxágue com essa mistura.

CARDÁPIO DO CABELO BONITO

Café da manhã

- "Suchá" amarelo antioxidante
- Uma fatia de pão integral com um fio de azeite extravirgem e alecrim
- Um ovo mexido com um fio de azeite

Lanche 1

- Gelatina de ágar-ágar com frutas vermelhas

Almoço

- Um filé grelhado de carne de boi (magra) e acebolado (proteína, ferro e quercetina)
- Chips de batata-doce (vitamina A)
- Salada de cenoura e brócolis no vapor com azeite extravirgem (betacaroteno, ferro, vitamina E, gordura monoinsaturada)

Sobremesa

- 1 kiwi (vitamina C, que ajuda a absorção de ferro)

Lanche 2

• 2 colheres de sopa de mix de oleaginosas (vitamina E, zinco, gordura monoinsaturada)
• Suco de uva integral diluído em 1/2 copo de água (antioxidantes — flavonoides e resveratrol)

Jantar

• Hambúrguer de lentilhas (ferro)
• Espaguete de abobrinha com molho de tomate e manjericão (hidratação e licopeno)
• Salada de folhas verdes com fatias finas de abacate e semente de girassol (cobre, vitamina E, biotina)

Sobremesa

• compota de caju (vitamina C)

Ceia

• 1 potinho de iogurte (vitamina D)

RECEITAS

"Suchá" amarelo

Bata no liquidificador: 1 fatia grande de manga com 1/2 maracujá e 1 xícara de chá branco gelado.

Gelatina de frutas vermelhas com ágar-ágar

Dissolva 1 saquinho de ágar-ágar em 1 copo de 300 mililitros de suco de frutas vermelhas e 1 colher de sopa de calda de agave. Coloque para gelar até formar uma gelatina.

Chips de batata-doce

Corte a batata-doce em rodelas bem finas e asse no forno, em temperatura média, por cerca de 1 hora. Atenção para não queimar.

Hambúrguer de lentilhas

Amasse com um garfo 2 conchas de lentilhas cozidas (sem o caldo), acrescente 1/2 cebola picadinha, 2 dentes de alho espremidos, 1 pitada de pimenta rosa (opcional), 2 colheres de sopa de cheiro-verde picadinho, 1 gema de ovo e 2 colheres de sopa de amaranto. Misture tudo e faça bolinhas. Depois, achate-as para fazer o formato de hambúrguer. Coloque mais um pouquinho de amaranto por fora do hambúrguer para formar uma crosta. Asse por 5 minutos de cada lado ou até ficar dourado.

Espaguete de abobrinha com molho de tomate e manjerição

Rale a abobrinha com a casca higienizada em corte longitudinal, de modo que se pareça com fios de espaguete (mas não rale o miolo). Escaldar em água fervente por 10 segundos. Molho: tomate, 1/2 cebola, 1 dente de alho, 1 colher de sopa de azeite. Deixe cozinhar e forme um molho. Quando estiver quase pronto, acrescente 1 colher de sobremesa de manjericão fresco.

Compota de caju

Coloque 1 colher de sobremesa de mel em uma panela e 1 xícara de café de água. Deixe formar uma calda e acrescente 1 caju (sem a pele) cortado ao meio. Cozinhe até ficar macio.

7. Unhas

"Você não pode comprar felicidade. Mas pode comprar esmaltes... o que é quase a mesma coisa."
Autor anônimo

As unhas estão entre os símbolos máximos da estética feminina brasileira. Não por acaso, somos o segundo maior mercado de esmaltes do mundo, atrás apenas dos Estados Unidos.[7]

Muitas pessoas pensam que ir à manicure é um ritual puramente de vaidade. Mas não é bem assim. Manter em dia os cuidados com as unhas faz parte da cartilha básica para evitar problemas de pele e infecções na região. Preste atenção para mantê-las secas, limpas e aparadas e não deixe de observá-las sempre que possível. Manchas e mudanças de cor, de forma ou de textura podem ser um indicativo de que algo não vai bem com o seu organismo.

Nossas unhas são o equivalente às garras de outros animais. Com a evolução, elas perderam a importância como ferramentas de ataque e defesa para o homem e passaram a servir mais como uma proteção para a extremidade dos dedos e para a realização de determinadas tarefas.

As unhas são lâminas compostas basicamente de queratina, de espessura entre 0,5 e 0,75 milímetros, que recobrem a última falange dos dedos. A queratina da unha não é exatamente a mesma encontrada nos cabelos e na pele. É um subtipo dessa proteína, conhecida como "queratina dura". A unha é formada por quatro partes: a raiz (cuja parte visível, a lúnula, é aquele semicírculo esbranquiçado, que fica na parte inferior); a lâmina, aquela parte rosada, que se parece com uma prancha e fica colada sobre a área da pele conhecida como leito ungueal; as dobras laterais; e a borda

---

7 Dados da pesquisa da *Consultoria Euromonitor/ Nielsen*, divulgados pelo G1, em março de 2014. Link: http://migre.me/jGYu1.

livre, bem branquinha, que cortamos quando queremos diminuir o comprimento da unha.[8]

O leito ungueal, sobre o qual a unha se ancora, é uma região extremamente vascularizada. As unhas das mãos crescem de 3 a 4 milímetros por mês. Nos pés, o crescimento é mais lento — algo em torno de 40% do que se registra nas mãos. Diferentemente do que acontece com os cabelos, que seguem um ciclo de crescimento, as unhas crescem de modo indefinido.

Esse crescimento contínuo e a intensa vascularização fazem com que as unhas estejam em sintonia fina com o que se passa no organismo. Alterações em sua coloração, espessura, angulação e superfície podem indicar anormalidades na saúde, que incluem desde câncer de pele e problemas da tireoide à insuficiência renal ou hepática, por exemplo.

Como as unhas são um campo fértil para a vaidade e também uma espécie de janela para o interior do seu corpo, dê a elas toda a atenção e o cuidado que merecem! Para ajudá-la nesta tarefa, pensamos em dez dicas simples e preparamos respostas para algumas perguntas frequentes sobre cuidados com esse bem muito precioso.

10 DICAS PARA MANTER AS UNHAS SAUDÁVEIS E BONITAS

- Esteja sempre com a higiene em dia;
- Não roa as unhas. Apare-as com tesoura e no formato correto;
- Não leve as unhas à boca;
- Mantenha as unhas e cutículas hidratadas;
- Não tire a cutícula;
- Cuide da alimentação;
- Não deixe resíduos de sabão depois de lavar as mãos ou de tomar banho;
- Use luvas para lavar louça e roupa ou quando utilizar produtos de limpeza;

8 *Dermatologia*, de Sebastião Sampaio e Evandro Rivitti.

• Use sempre o seu próprio kit manicure e substitua a acetona por removedor de esmaltes com hidratante na formulação;

• Se houver mudanças de cor, textura, forma ou se aparecerem manchas, procure o dermatologista para identificar o problema e saber qual o melhor tratamento.

◈ Respostas para perguntas frequentes ◈

QUAL A MANEIRA CERTA DE CORTAR AS UNHAS?
A unha-bem cortada é aquela arredondada no topo, mas que mantém os cantos retos, para evitar que encravem. Use a tesoura ou cortador e não a lixa para diminuir o comprimento das unhas, a fim de evitar quebrá-las e enfraquecê-las. Uma dica: antes de cortá-las, enxágue as mãos em água morna.

COMO EVITO A UNHA ENCRAVADA?
O primeiro passo é cortar a unha da maneira correta, como ensina o item anterior. Outra possível causa é o uso de sapatos apertados, que pressionam os dedos. Não cutuque as unhas, para não correr o risco de se machucar e de infeccionar o local. Há, ainda, uma estratégia que pode ajudar: colocar um pequeno chumaço de algodão sob a unha, nos cantinhos. Descolar a unha nessa pequena área pode ajudá-la a não encravar mais.

DEVO MONTAR UM KIT DE MANICURE?
Sim! Muitos salões de beleza e manicures entendem a importância de manter todo o seu material de trabalho esterilizado. Mas, infelizmente, podem acontecer exceções sem que o cliente perceba. Para não correr nenhum risco (que inclui desde infecções graves, causadas pelo vírus HIV ou da hepatite C até micoses), tenha seu próprio kit de manicure e use-o SEMPRE que fizer as unhas. O risco de contaminação não se encerra nas ferramentas metálicas, como o alicate e a espátula. Lixas de unha e o pauzinho de laranjeira também oferecem perigo e estão entre os principais transmissores de fungos que causam, por exemplo, micoses. Para montar o seu kit manicure, tenha:

alicate (preferencialmente de aço inox, que não enferruja), espátula, pauzinho de madeira (ou bastão de metal pontiagudo), algodão, removedor de esmalte, base, esmalte e óleo secante. Use bacia ou potinho descartável para a água ou ainda luvas com creme descartáveis, para evitar micoses. Mantenha o material limpo e seco e o alicate afiado.

Por que é importante hidratar as cutículas?

As cutículas são uma barreira protetora que ajuda a manter a integridade da pele. Por isso, embora tirar toda a cutícula com alicate seja um hábito comum entre nós, brasileiras, não é o mais recomendável. O ideal é utilizar creme para amolecer as pelinhas e empurrá-las com auxílio da espátula. Você pode estranhar no início, mas, depois das primeiras semanas, você percebe uma mudança positiva. Cuidar da cutícula, deixando-a limpa e hidratada, ajuda a manter intacta essa barreira de integridade da pele e, com isso, a diminuir as chances de contaminação por fungos e bactérias e de inflamações.

Como saber se tenho alergia a esmalte?

Atenção aos olhos. Normalmente, a alergia a esmalte não é delatada pelas unhas, mas por vermelhidão e inchaço na região dos olhos. A orientação é tirar o esmalte e fazer um teste de alergia com o médico.

Como prevenir e tratar micoses?

A micose é a infecção mais frequente das unhas, atingindo 14% da população adulta[9] e cujo risco aumenta conforme a idade avança. Instrumentos de manicure contaminados são um possível foco de fungos causadores de micoses (além de outras doenças graves). Tenha um kit completo (como o que sugerimos anteriormente). Evite umidade no local, mantendo mãos e pés secos. Não ande descalça quando estiver na área de entorno de piscinas e em banheiros públicos e vestiários.

Comece a tratar o mais rápido possível, mas não espere cura imediata. O tratamento é demorado, mas indispensável. O dermatologista é o profissio-

9 Artigo de Charif Elewski publicado na *Archives of Dermatology*, 1997.

nal que dirá qual tratamento você deverá seguir. Há medicamentos por via oral ou tópicos, como esmaltes com antifúngico.

Por que as unhas ficam com ondulações?

Essas estrias podem ser um sinal de envelhecimento ou, quando isoladas, de pequenos traumatismos nas unhas. A recomendação, para tentar reverter, é hidratar bastante a região e as mãos, massageando as cutículas. Evite produtos que desidratem as unhas, incluindo o uso excessivo de acetona ou removedor de esmalte.

Que tipo de problemas de saúde as manchas nas unhas podem indicar?

As manchas nas unhas podem ser de vários tons e tipos e indicar uma série de problemas, como:

Manchas brancas
podem ser indícios de psoríase, intoxicação por metais pesados, insuficiência renal, deficiência de zinco, anemia, micose e falta de proteínas.

Manchas negras
podem ser consequência de produtos como tabaco ou permanganato de potássio. Também podem ser sinais de câncer de pele.

Manchas de coloração amarelada
podem surgir por ingestão demasiada de alimentos com betacaroteno ou indicar micoses e problemas hepáticos.

Manchas azuladas
podem estar relacionadas ao uso de medicamentos, como antibióticos.

Manchas esverdeadas
podem apontar quadros infecciosos.

Manchas arroxeadas
existe a possibilidade de serem causadas por medicamentos ou até por tumores (malignos ou benignos) e outros problemas de saúde, como lúpus eritematoso, uma doença autoimune.

Manchas acastanhadas
podem estar ligadas à dieta desequilibrada e a doenças da tireoide ou infecções, como candidíase.

Quais deficiências de nutrientes podem influenciar a aparência das unhas?
Entre os nutrientes principais estão:

Ferro
a falta de ferro no organismo enfraquece as unhas, deixando-as quebradiças e descamando ou, ainda, em forma de colher.

Alimentos fontes de ferro
feijões, carnes e vegetais verde-escuros.

Zinco
a deficiência de zinco pode causar listras horizontais e "cumes" nas unhas.

Alimentos fontes de zinco
frutos do mar, carnes, oleaginosas, sementes de abóbora.

Probióticos e prebióticos
é importante manter a flora bacteriana saudável, para que o organismo fique mais resistente a fungos e infecções. Há estudos apontando que alimentos probióticos (como os que contêm lactobacilos) podem ajudar, assim como os alimentos prebióticos, fibras que servem de alimento para a sua flora bacteriana de defesa (como o amido resistente encontrado na biomassa de banana verde, *relembre a receita na página 86*).

Alimentos fontes de lactobacilos
iogurtes e leites fermentados, coalhada ou suplementação em pó ou em cápsulas.

Proteínas
a descamação pode estar relacionada à baixa ingestão de proteínas.

Alimentos fontes de proteína
carnes, ovos, soja, tofu, leguminosas, cogumelos. Oleaginosa e gérmen de trigo podem ajudar a fortificar a unha, pois oferecem matéria-prima para a produção de queratina.

Vitamina C
a falta ou baixa absorção de ferro no organismo estão entre os fatores que mais influenciam a quebra e descamação das unhas. A vitamina C pode ser uma boa aliada, pois ajuda na absorção do ferro.

Alimentos fontes de vitamina C
frutas cítricas, como limão, kiwi, acerola, caju, morango e laranja.

RECEITAS CASEIRAS

TRATAMENTO PARA MANTER A UNHA BEM-NUTRIDA

Ingredientes: cápsulas de vitamina E, vendidas em farmácia ou loja de produtos naturais.

Modo de preparo: faça um furinho na cápsula de óleo de vitamina E, para retirar o óleo. Aplique sobre as unhas toda noite (quando sentir que a unha está mais fina, desfolhando). Massageie o local, para ajudar a aumentar a circulação do leito ungueal e deixar suas unhas mais bonitas e bem-nutridas.

Como a saúde de unhas e cabelos está relacionada a nutrientes em comum você pode aproveitar o cardápio do capítulo anterior e incorporar ainda duas outras receitinhas deliciosas para o lanche, que contêm nutrientes importantes para que suas unhas cresçam fortes e saudáveis.

• *Smoothie* fortificante (contém zinco, vitamina C, probióticos e biotina)

Ingredientes: 1/2 unidade de iogurte natural, 1 colher de sobremesa de gérmen de trigo, 1/2 copo de suco de abacaxi, 8 unidades de morangos, 2 cubos de gelo, 1 unidade de castanha-do-pará.

Modo de preparo: bata tudo no liquidificador, e está pronto para beber!

• Torrada com pastinha de tofu, cenoura e nozes (contém: proteína, vitamina A, zinco, biotina)

Ingredientes: torradinhas de pão integral, 2 colheres de sopa de tofu macio ou queijo cottage, 2 nozes, 1 colher de cenoura crua ralada e uma pitada de sal.

Modo de preparo*:* bata no processador o tofu macio ou queijo cottage com a cenoura crua e uma pitada de sal até formar uma mistura homogênea. Depois de pronto, acrescente as nozes quebradas em pedacinhos.

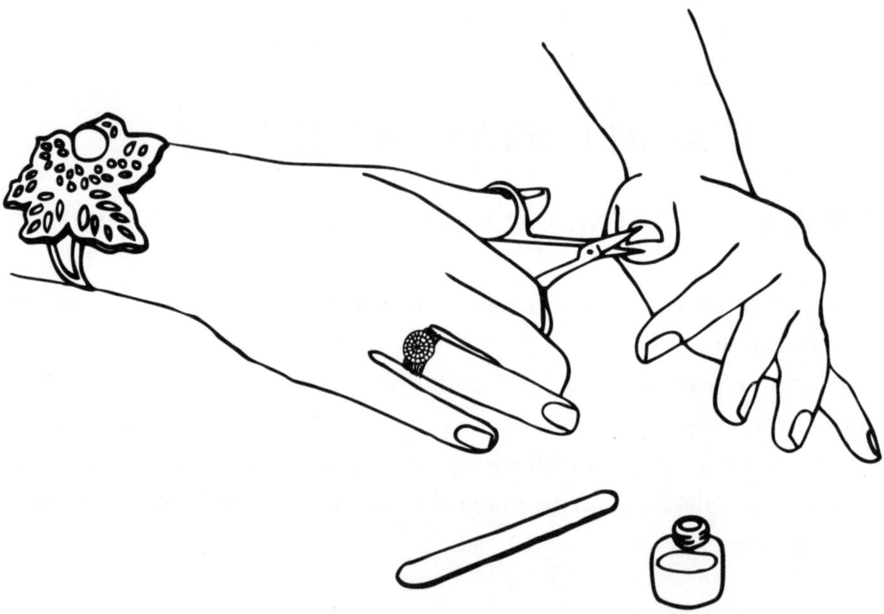

8. Tecnologia

"Os deuses certamente não revelaram tudo aos mortais desde o princípio. Mas, procurando, os homens encontram, pouco a pouco, o melhor."
Xenófanes (565-470 a.C.), filósofo e poeta grego

As mais diversas especialidades médicas tal qual as conhecemos hoje seriam impensáveis sem os recursos da tecnologia. A dermatologia, tanto no tratamento e diagnóstico de patologias quanto nos procedimentos estéticos, está entre as áreas da medicina que muito evoluíram com os avanços tecnológicos. Lasers, luz intensa pulsada, radiofrequência, entre outros recursos, reforçam o arsenal de procedimentos não invasivos, feitos em consultório, que ajudam na prevenção e no tratamento de tumores, rugas, cicatrizes, manchas, flacidez e celulite, por exemplo, e que geram grandes benefícios para a aparência e a saúde da pele. Os resultados, claro, podem variar de uma pessoa para outra, bem como dependem da configuração do problema a ser combatido. É muito importante que o paciente tenha uma expectativa realista dos resultados que essas tecnologias podem oferecer, por mais modernas e bem-indicadas que sejam. Também é essencial que só se submetam a tratamentos com indicação e orientação médica.

A combinação de dois ou mais tipos de tecnologia é frequente. Em alguns casos, o aparelho já incorpora múltiplas tecnologias. Em outros, é o médico quem determina a combinação, dependendo do problema a ser atacado e da estratégia de tratamento escolhida.

Vários dos recursos modernos empregados em tratamentos dermatológicos usam o calor localizado ou seletivo provocado pela luz do laser ou outra tecnologia para promover a ação desejada. O aquecimento localizado e seletivo da pele, dependendo da temperatura atingida (o que pode variar entre 40°C e 100°C, de acordo com a tecnologia usada), pode ou não preservar intacta a superfície da pele (o que caracteriza um tratamento como não ablativo ou ablativo).

Quanto maior a temperatura obtida, maior o estímulo da pele e mais definitivos são os resultados, mas também maiores são os riscos e a necessidade de comprometimento do paciente com as etapas seguintes ao tratamento. Justamente por isso, a procura por tratamentos ablativos (mais traumáticos) tem cedido lugar para tratamentos não ablativos fracionados, como determinados tipos de laser, eficazes e menos agressivos.

Exemplos de tecnologias que usam o calor:

Laser Nd-YAG: seu efeito baseia-se no princípio fototérmico seletivo. Ou seja, a luz penetra na pele visando a um alvo específico. Nesse caso, principalmente a melanina (pigmento que dá cor à pele) ou a hemoglobina (que dá cor vermelha ao sangue). Esse laser não ablativo pode ser usado para o rejuvenescimento da pele, poros abertos, fungos de unha, remoção de tatuagens e manchas como melasma, entre outras indicações.

Laser de diodo (para depilação): a energia emitida pelo laser de diodo é absorvida pela melanina, pigmento marrom encontrado nos pelos. O calor gerado atinge o folículo piloso, danificando-o. Como consequência, o crescimento do pelo é afetado, com o efeito de epilação. Esse resultado pode ser permanente, dependendo do momento do ciclo de vida em que o pelo está e da intensidade da energia que atinge o pelo.

Luz intensa pulsada: de maneira similar ao laser, seu efeito baseia-se no efeito fototérmico seletivo. A lâmpada de flash com filtros emite luz amarela, vermelha e infravermelha simultaneamente, para tratar ao mesmo tempo de vários componentes do fotoenvelhecimento. É indicada para o rejuvenescimento da pele, entre outras funções.

Ultrassom focado de alta intensidade: no tratamento, é possível fazer mais de 10 mil pontos de coagulação térmica, que aquecem camadas mais internas da pele, atingindo também a camada muscular (sistema musculo-aponeurótico). Teve a aprovação da FDA como o primeiro lifting facial não cirúrgico.

Radiofrequência: os dispositivos que usam essa tecnologia produzem uma corrente elétrica de alta frequência que gera calor no interior da pele e no tecido subcutâneo. É como se as moléculas que estivessem no caminho fossem chacoalhadas intensamente. O aquecimento resultante estimula a produção de colágeno e pode ajudar no combate à flacidez, rugas de expressão, estrias, bem como promover melhora do contorno corporal e redução da gordura localizada. Para o tratamento de celulite, uma das tecnologias em voga combina a radiofrequência com infravermelho, sucção e massagem por roletes. Também pode ser indicada para o combate à flacidez e redução de medidas.

Exemplos de tecnologia que não usam o calor:

Laser de diodo de baixa intensidade: a luz é liberada por aplicadores colocados sobre a pele e estimula sinal químico captado pelas células de gordura, aumentando seu metabolismo e fazendo com que percam volume. O tratamento é complementado com uma tecnologia de drenagem linfática sendo o paciente orientado a fazer exercício depois das sessões. Apresenta resultados positivos na redução de medidas e gordura localizada.

LEDs: componentes eletrônicos semicondutores, diodos, emitem luz quando estimulados por corrente elétrica. Podem ser usados em diferentes comprimentos de onda e fluência, com variadas indicações de tratamento dermatológico, incluindo o efeito anti-inflamatório, melhora da cicatrização, estímulo à produção de colágeno e elastina, bem como redução da produção de enzimas que destroem essas fibras. Podem também atuar no tratamento de câncer de pele, com produtos específicos, através de seu efeito fotoquímico.

Há ainda outras tecnologias interessantes, que auxiliam o médico no diagnóstico e na prevenção de problemas, como:

- **Dermatoscopia digital:** microscopia de superfície, que ajuda a avaliar lesões pigmentares na pele. Amplia as pintas da pele, para que o médico faça uma avaliação mais precisa do sinal. Pode ser usado para a avaliação de lesões pigmentares do corpo, diagnóstico e prevenção do câncer de pele, por exemplo.

- **Fotografia digital ultravioleta:** é um software que avalia fotografias digitais do paciente e revela imperfeições como manchas, rugas e poros abertos ainda invisíveis ou quase imperceptíveis a olho nu. A fotografia pode ajudar a despertar no paciente a consciência da necessidade de se proteger do sol.

- **Imagem 3-D:** aparelhos dotados com esta metodologia fornecem imagens mais precisas para a avaliação de médicos e pacientes. Máquinas fotográficas geram imagens tridimensionais que podem ser usadas para analisar, por exemplo, a evolução do tratamento de flacidez do rosto e relevo da pele (rugas e linhas de expressão, por exemplo). Esses equipamentos também podem utilizar imagens com ultravioleta. Na dermatologia, esse sistema pode ser usado para avaliar rosto, corpo, feridas etc.

Assim como a Medicina, a Nutrição incorporou avanços tecnológicos, empregados desde a produção dos alimentos até o acompanhamento, em tempo real, dentro do consultório e a distância, de medidores que ajudam a aferir a saúde e a evolução do paciente. Alguns desses recursos podem ajudar os nutricionistas a desenvolver dietas individualizadas.

Bioimpedância: feita em consultório, visa avaliar composição corporal e tem a intenção de mostrar quanto do peso corresponde a músculos, gordura e água. Demora apenas um ou dois minutos e é indolor. Há restrições para gestantes e pessoas com pino ou marca-passo. *Pode ajudar a identificar pessoas com peso normal, mas que precisam perder gordura.*

• **Detector de alergia alimentar:** esse tipo de teste usa uma gotinha de sangue para identificar, in loco, a intolerância do paciente a mais de meia centena de alimentos. Um reagente acusa a presença de anticorpos quando a amostra de sangue é posta em contato com a proteína desses alimentos. *Pode ajudar na triagem de pacientes com alergias ou intolerância aos alimentos mais associados a esses tipos de problemas. Entre eles: milho, leite, camarão, nozes, cogumelo, pimentas...*

Para fechar o capítulo, vamos dividir com vocês alguns aplicativos bem úteis para fazer do seu tablet ou smartphone grandes aliados da saúde, da beleza e do bem-estar. Acrescente a essa lista outros aplicativos de assuntos relacionados que você gostar. Explore as opções, pois há muitos (inclusive gratuitos) que podem ajudar na busca de uma vida mais saudável.

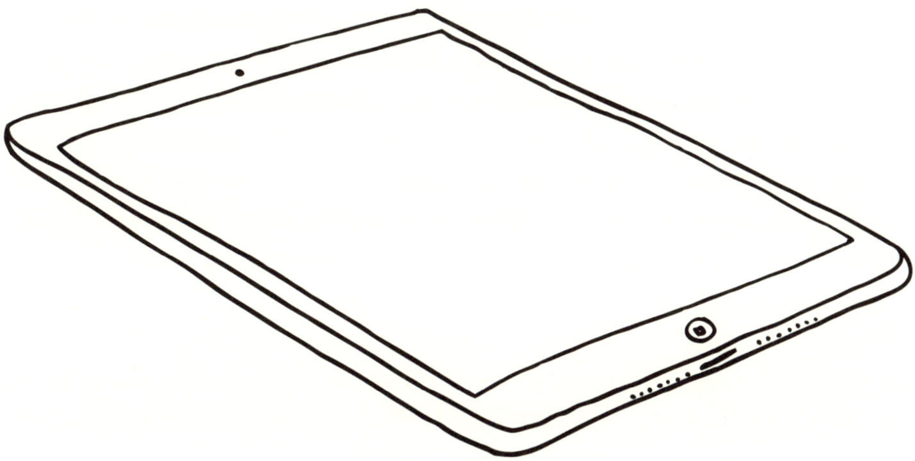

DIETA E SAÚDE

Sucesso absoluto no Brasil, esse aplicativo disponibiliza as informações nutricionais de mais de 4 mil alimentos (calorias, carboidratos, proteínas e gorduras). E avisa qual o peso ideal e IMC, ajudando o usuário a visualizar sua perda de peso. É interessante, pois trabalha com metas, o que aumenta a motivação.

CONTADOR DE CALORIAS MY FITNESSPAL

A parte nutricional tem uma característica interessante que é a possibilidade de dizer o que a pessoa comeu no dia e, a partir disso, calcular se ingeriu a quantidade necessária de determinados nutrientes ou se saiu da linha. O cálculo do que pode ingerir aumenta quanto mais exercícios você praticar.

PRATO SAUDÁVEL

Com o aplicativo, você tira foto do prato de comida e ele ajuda a monitorar as refeições e a ingestão de nutrientes. Dá o valor nutricional de vários alimentos e tem uma tabela que fala quanto de carboidrato, proteína, fibras, açúcar, gordura, ferro, cálcio cada alimento tem... Ele registra o que você comeu e possibilita compartilhar na comunidade do Facebook, o que aumenta o compromisso de não sair da linha. Outra vantagem é que incorpora algo a que outros aplicativos se dedicam exclusivamente: lembrar o usuário de TOMAR ÁGUA, com alarme e quantidade.

MEDISAFE — LEMBRETE DE MEDICAMENTOS

Faz lembretes para que o usuário administre medicamentos para várias doenças. Você também pode usá-lo para não deixá-la esquecer de seguir sua rotina de beleza (e passar seus cremes de manhã ou à noite) ou do horário do anticoncepcional. Esse aplicativo permite que você adicione a rotina de tratamento de outras pessoas (em geral, de familiares) e envie para elas, do seu celular, alertas nos horários determinados, para lembrá-las de tomar os medicamentos.

RELAX MELODIES/SONS DA NATUREZA PARA RELAXAR

Para dormir, meditar ou apenas relaxar, sons da natureza podem ser de grande auxílio. Esses aplicativos reproduzem barulhinhos agradáveis (vento, pingos de água em uma caverna, coaxar de sapo...) e permitem, na versão gratuita, que o usuário misture vários deles, criando uma melodia personalizada. Mesmo na versão em inglês, se você não fala o idioma, não tem problema. Os ícones com imagens ajudam a identificar os sons.

SLEEPBOT (CONTEÚDO EM INGLÊS)

Esse aplicativo verifica a atividade enquanto a pessoa dorme. Registra a frequência e intensidade dos movimentos e dos sons que podem ter atrapalhado o seu sono (assim, você descobre se o cachorro latiu, se o marido roncou...). Exibe gráficos que comparam o repouso ao longo de um determinado período e oferece a possibilidade de despertador inteligente, que toca quando a pessoa está na fase do sono mais leve, o que facilita o despertar.

WORKOUT TRAINER (CONTEÚDO EM INGLÊS)

Este aplicativo é para quem não tem um personal trainer à disposição. Você escolhe o objetivo (perder peso, ganhar massa magra etc.) e eles recomendam exercícios e tipos de treino. Quem escolhe o personal (homem ou mulher) é você. É curioso, pois tem até áudio, como se os professores interagissem com os alunos, além de vídeos explicando como fazer o exercício. A versão básica, muito boa, é gratuita.

9. O poder antioxidante

"A juventude não corresponde a um período de nossa vida. É um estado de espírito, uma resultante da vontade, um predicado da imaginação (...). Você será jovem enquanto seu coração estiver aberto às mensagens de beleza, esperança e coragem dos homens e do universo."
Samuel Ullman (1840-1924), poeta americano.

A partir de suas pesquisas, que revolucionaram a ciência no século XVIII, o francês Antoine Lavoisier concluiu: "Na natureza, nada se cria, nada se perde, tudo se transforma". A frase de Lavoisier, considerado o "pai da química moderna", não poderia ser mais adequada a este capítulo.

A indústria cosmética tem cada vez mais pontos de tangência com a indústria farmacêutica, incluindo aí a utilização de métodos tecnológicos para o desenvolvimento de ativos sintéticos para seus produtos. Ainda assim, a natureza continua uma fonte de ouro de substâncias e inspiração para compor os produtos de beleza mais modernos e que podem fazer diferença na conquista de uma aparência jovem e bonita por mais tempo. São vitaminas e minerais, entre outras matérias-primas caras à pele, que saem da natureza para as formulações de cremes, loções, nutricosméticos (pílulas que contêm uma combinação de vitaminas, sais minerais, flavonoides etc. e que prometem nutrir a pele, cabelo ou unhas de dentro para fora)... Os extratos botânicos, por exemplo, formam a maior categoria de aditivos cosmecêuticos no mercado atualmente, como esclarece a médica Zoe Draelos, no livro *Cosmeceuticals*.

Neste capítulo, vamos destacar vegetais que desempenham papéis importantes no rol dos produtos cosméticos. Falaremos também sobre alimentos especiais que fornecem mais do que apenas energia para que o organismo funcione e nós desfrutemos o que a vida tem de melhor. No total, são cinquenta itens especiais que ajudam a estender a beleza e a juventude do organismo por dentro e por fora. Aproveite as dicas e boa leitura.

Cosméticos

A natureza é a grande fornecedora de matérias-primas para os produtos cosméticos. Se levarmos em conta apenas aquelas encontradas em extratos botânicos, o número de itens ultrapassa uma centena. Destacamos dez vegetais que funcionam como fontes valiosas dessas substâncias. É apenas uma pequena amostra desse vasto universo para você conhecer.

Romã

Tem substâncias com alto poder antioxidante e ação protetora contra os raios ultravioleta UVB. Pode ser usada em formulações para fotoproteção e anti-idade.

Tomate

Fonte de carotenoides que têm ação antioxidante e fotoprotetora, usados também no auxílio ao combate ao fotoenvelhecimento.

Soja

Oferece compostos com alto poder antioxidante. Tem flavonoides considerados fito-hormônios, pois apresentam estrutura química similar ao estrogênio humano, hormônio feminino por excelência. Em produtos tópicos, pode ajudar a melhorar a firmeza da pele, especialmente em mulheres na menopausa.

Chá-verde

Sua ação mais importante é a antioxidante. E também fornece substâncias de efeito anti-inflamatório. É usado, por exemplo, em formulações anti-idade, para o tratamento de olheira e pele com rosácea.

Ginkgo biloba

É ótima fonte de ativos com poder antioxidante.

Aloe vera

Dela são extraídas substâncias anti-inflamatórias.

Café (coffeeberry®)

O extrato do fruto do café é rico em compostos fenólicos, com poder antioxidante. A cafeína tem duas ações distintas: é vasoconstritora quando atua em nível cerebral e tem ação vasodilatadora em nível periférico. Devido ao seu efeito de dilatar vasos, apresenta uma ação de drenagem quando aplicada topicamente. Por isso, é muito usada em produtos anticelulite e para combater olheiras, por exemplo.

Picnogenol (extraído dos pinheiros marinhos do sul da França)

Contém compostos fenólicos, com alto poder antioxidante. Seu uso é tópico ou oral. Pode ajudar na fotoproteção. Utilizado em produtos anti-idade e no tratamento de melasma.

Maçã e blueberries

Contêm rutina e quercitina, que são flavonoides, ótimos antioxidantes. A rutina, por exemplo, apresenta propriedades que auxiliam na fotoproteção e na vasoproteção, e têm se destacado em formulações cosméticas e farmacêuticas.

Polypodium leucotomos (um tipo de samambaia nativa das Américas)

É rica em compostos polifenólicos. De uso oral (como nutricosmético), foi associada à redução da vermelhidão pós-sol, como auxiliar no tratamento do melasma e antioxidante.

Alimentos

Abacate

É uma boa fonte de epicatequina (é um flavonoide e, portanto, antioxidante) e de betasitoesterol (que combate o cortisol, hormônio do estresse), além de vitamina E. Embora seja um alimento calórico, ajuda a aumentar a saciedade, ao mesmo tempo em que contém baixa carga glicêmica.

Dica: para um lanche rápido, amasse meio abacate e misture com limão e mel. Para a salada, corte lascas finas. E experimente o guacamole (pastinha tradicional mexicana), para comer com pão.

Abacaxi

A fruta entrou para a lista de queridinhas de quem procura um estilo de vida saudável. Contém bromelina, substância anti-inflamatória e que ajuda na digestão (não é por acaso que costumam servi-lo em churrascarias).

Dica: a bromelina está concentrada principalmente no miolo do abacaxi; portanto, é importante consumi-lo e não desprezá-lo na hora de fazer um suco.

Abóbora

Cor laranja = betacaroteno, lembra? Reduz o estresse oxidativo, é antioxidante etc.

Dica: suas sementes também contêm vitaminas (como a E) e função antioxidante. Salpique sementes de abóbora ou girassol em saladas e sopas.

Açaí

Sucesso absoluto no Brasil, essa fruta amazônica tem ganhado adeptos pelo mundo. Contém vitaminas como a E, gorduras monoinsaturadas associadas à proteção cardiovascular, e antocianinas, que exercem ação anti-inflamatória.

Dica: por ter alto valor calórico, muita gente exclui do cardápio. Mas, em pequenas quantidades, vale até para quem está com sobrepeso, já que confere saciedade e baixa carga glicêmica. Experimente misturar 4 colheres de sopa com mel ou calda de agave, ou batidas com banana e um suco.

Alecrim

Esse tempero tem componentes de alto potencial antioxidante e anti-inflamatório, como o ácido rosmarínico. É digestivo e protetor do fígado.

Dica: acrescente-o às suas receitas de pães, sopas e batatas assadas.

Alho

Seus antioxidantes ajudam no funcionamento do fígado, o que melhora a eliminação de toxinas do organismo. Seus compostos, entre eles a alicina, podem auxiliar no controle da pressão arterial e do LDL. Pode ter benefícios contra o fotoenvelhecimento.

Dica: consuma um dente de alho cru todos os dias, por exemplo, misturando-o com azeite e ervas para o molho da salada. Cozinhar reduz suas propriedades.

Ameixa

Rica em vitaminas do complexo B, possui antocianinas e outros antioxidantes. Suas fibras ajudam na função intestinal.

Dica: beber água com ameixa é ótimo para constipação. Não precisa fazer o chá, apenas deixar de molho 4 a 5 unidades de ameixa desidratada em 1 copo de água durante a noite. Tome em jejum pela manhã até regularizar a atividade intestinal.

Arroz integral

Rico em magnésio e vitaminas do complexo B.

Dica: não caia em tentação e opte pelo arroz integral. O processo de refinamento do grão (arroz branco) elimina sua casca e sua película, em que estão presentes as fibras e 70% dos nutrientes. Além disso, é fonte de mais fibras que a versão refinada, o que melhora o controle glicêmico.

Aveia

A sua betaglucana reduz a absorção de colesterol, enquanto as lignanas exercem atividade anti-inflamatória.

Dica: acredita-se que, por conter uma quantidade significativa de melatonina, hormônio que influencia o sono, pode ser benéfica ao ser consumida na ceia.

Azeite extravirgem

Contém vitamina E, antioxidante. É uma gordura monoinsaturada, que ajuda a diminuir o colesterol ruim e aumentar o bom.

Dica: podemos aromatizar o azeite com ramos de alecrim, tomilho, alho, louro, pimenta-malagueta. Além de acrescentar sabor, fica visualmente atraente. Preste atenção à acidez do azeite, que deve ficar preferencialmente abaixo de 0,5%.

Batata-doce

Fonte de vitamina C e de minerais importantes como cálcio, magnésio, fósforo e potássio. Virou febre entre os malhadores de plantão, pois é um alimento que fornece energia, mas cuja absorção pelo organismo é lenta, o que prolonga a saciedade.

Dica: se você é daqueles que têm preguiça (ou falta de habilidade) para descascar, asse-a envolta em papel laminado. Depois de assada, a casca sai mais facilmente.

CACAU

Utilizado como oferenda pelos incas, já foi considerado moeda de troca mais valiosa que o ouro. Rico em flavonoides, tem ação antioxidante e anti-inflamatória notável.

Dica: pode ser acrescentado em receitas de bolos no lugar do chocolate em pó e consumido com frutas como a banana. No chocolate, prefira aqueles com 65% de cacau ou mais. Quanto maior é essa concentração de cacau, mais saudável o chocolate é.

CAJU

Não é apenas a castanha-do-caju que oferece benefícios à saúde. A fruta traz vitamina C e substâncias fenólicas, às quais são atribuídas propriedades antioxidantes. É ótimo para sucos.

Dica: se você enjoou do suco, experimente uma receita menos comum para manter a fruta no cardápio: a compota de caju. É simples de fazer. Os ingredientes são: 8 unidades de caju; 4 colheres de sopa de mel; e 1 xícara de água. Para preparar, coloque o mel em uma panela e acrescente água até que forme uma calda. Ponha os cajus cortados ao meio e sem pele. Cozinhe por volta de 15 minutos, acrescentando água até ficarem macios.

CASTANHA-DO-PARÁ

Oferece selênio, que protege a membrana celular de danos. Fora do país, é chamada de castanha-do-brasil. Também é uma fonte importante de vitamina E.

Dica: sua ingestão diária deve ser restrita a duas ou três unidades, tanto pela gordura quanto pela quantidade de selênio, pois o excesso dele pode ser tóxico.

Cenoura

Assim como os demais alimentos alaranjados, é fonte de betacaroteno, cujo poder antioxidante é notável.

Dica: é um bom petisco para os lanches entre as refeições ou para bater com sucos de frutas, como os de maçã. A melhor forma de consumi-la é crua ou combinada a uma gordura boa, como o azeite.

Chá-verde

As catequinas do chá-verde são poderosos antioxidantes, com efeito anti-inflamatório também. É um bom aliado no controle do peso, por sua ação termogênica. Ainda ajuda no controle glicêmico, otimizando a produção de insulina após o consumo de carboidratos.

Dica: não exagere na dose diária. Quatro xícaras é a quantidade máxima recomendada por dia. Como o chá-verde tem cafeína, não é recomendado consumir tarde, para não atrapalhar o sono. Há restrições para pacientes com doenças como hipertensão.

Coco

Sua água é um isotônico natural, que contém em sua composição sais minerais como o magnésio e potássio. Sua gordura, embora predominantemente saturada, não está associada ao aumento do risco de doenças cardiovasculares. É resistente ao calor e ideal para o cozimento. Possui ácidos fenólicos e vitamina E, que são antioxidantes.

Dica: experimente usar óleo de coco para cozinhar peixes e legumes. E, quanto à água de coco, atenção às calorias: são 40 kcal a cada 200 mililitros.

Couve-flor

Essa hortaliça traz uma série de benefícios para quem a consome. É pobre em calorias, mas rica em nutrientes, como a vitamina C e o betacaroteno, o precursor da vitamina A. Estudos indicam que o consumo diário de alimentos crucíferos, grupo do qual a couve-flor, o brócolis e o repolho fazem parte, pode ajudar na prevenção de vários tipos de câncer. Embora não haja consenso sobre a quantidade ideal a ser consumida, especialistas consideram suficiente a ingestão de uma xícara desse grupo de alimentos em cada uma das duas principais refeições do dia.

Dica: no mercado, prefira uma couve-flor compacta e durinha, com folhas em tom verde intenso. Para preservar os nutrientes, cozinhe no vapor, cuidando para que a consistência não fique muito mole.

Cúrcuma

Também chamado de açafrão-da-terra, contém curcumina, que ajuda a controlar processos inflamatórios e a prevenir a obesidade, entre outros predicados.

Dica: experimente acrescentá-lo ao arroz, durante o preparo.

Damasco

É rico em vitamina E (uma xícara de damasco seco tem quase 30% do total da ingestão diária recomendada) e betacaroteno, que combate radicais livres, entre outros benefícios. Também é fonte de cromo, um mineral que ajuda a regular a secreção de insulina.

Dica: frutas desidratadas são uma ótima opção para lanchinhos rápidos e saudáveis. Você pode ainda acrescentar uma porção de nozes ao lanche.

Gengibre

É um bom anti-inflamatório e tem ação digestiva, além de ser termogênico (aumenta o gasto calórico). Também alivia náuseas, sendo uma opção interessante para grávidas.

Dica: se você não é adepto do gengibre cru, no estilo que vem nos pratos de restaurantes japoneses, consuma em forma de chá ou batido com sucos ou sopas.

Goiaba

Riquíssima em vitaminas e antioxidantes. Sua cor rosada é sinal da presença de licopeno, antioxidante que já foi associado à fotoproteção do organismo.

Dica: somos apaixonadas por goiabada e não resistimos a incluir uma receitinha light de doce de goiaba como dica. **Ingredientes:** 3 unidades de goiaba, suco de 1 laranja, 1 xícara de chá de água, 2 colheres de sopa de açúcar demerara. **Modo de preparo:** no liquidificador, bata as cascas das goiabas com a água. Peneire e leve ao fogo com o açúcar demerara. Ferva e junte o suco da laranja e as goiabas cortadas em cubos sem a casca e sem sementes. Mexa até que fiquem cozidas. Opcional: sirva com queijo branco. E fique de olho ao usar açúcar demerara, para não cair em tentação e exagerar. Como os grãos são maiores que os do açúcar refinado, ele pode demorar um pouco mais a dissolver.

Laranja

É uma fonte popular de vitamina C e um poderoso auxiliar para a produção de colágeno. É um ótimo antioxidante e pode beneficiar o sistema imunológico.

Dica: a laranja, por conter vitamina C, ajuda na absorção do ferro. Por isso, é uma boa opção de acompanhamento ou sobremesa para quem quer evitar anemia. Não deixe de comer o bagaço, pois ele aumenta a quantidade de fibras ingeridas na refeição e dá mais saciedade.

Limão

Assim como a laranja, é uma fruta rica em vitamina C. E também contém o d-limoneno em sua casca, cujas propriedades já foram associadas à prevenção de tumores.

Dica: beber meio copo d'água com limão em jejum pode ajudar na perda de peso. O sangue com pH ácido dificulta a perda de peso, e o limão, por mais que tenha um paladar ácido, pode alcalinizar o sangue. Experimente também acrescentar suco de limão ao molho da salada, preparado com azeite extravirgem e vinagre balsâmico a gosto, um dente de alho espremido e chia.

Linhaça e Chia

Fontes de ômega 3 e antioxidantes, têm poder anti-inflamatório.

Dica: são excelentes fontes de fibras, que reduzem a absorção de carboidratos e gorduras ingeridos. Misture com sucos, *smoothies*, frutas, iogurtes ou mesmo no arroz ou na salada. Só não exagere na quantidade, para não fazer da solução um problema. Em excesso, podem diminuir a absorção de nutrientes.

Maçã

Além de quercetina, antioxidante e anti-inflamatório, também é fonte de pectina, uma fibra que reduz a absorção de carboidratos e gorduras, além de melhorar a função intestinal. Coma a maçã com a casca. É nela também que se concentram as antocianinas, que dão a cor avermelhada.

Dica: coma uma maçã 20 minutos antes das grandes refeições. É um bom moderador de apetite e aumenta a saciedade. Para o lanche da tarde, maçã desidratada, daquela vendida em saquinho, é uma boa opção.

Mamão

Alimentos amarelos e alaranjados indicam a presença de betacaroteno, antioxidante que pode reduzir os danos dos radicais livres. O mamão contém ainda a papaína, enzima que auxilia a digestão e tem ação anti-inflamatória.

Dica: o mamão formosa (aquele grande) pode não ser tão docinho quanto o papaia, mas tem mais fibras. Isso faz dele um alimento mais eficiente para o bom funcionamento intestinal e para reduzir a velocidade da absorção da frutose, o açúcar da fruta. Compre o mamão um pouco mais para verde e deixe amadurecer em casa. Assim, você garante que ele não amassará antes de chegar à fruteira.

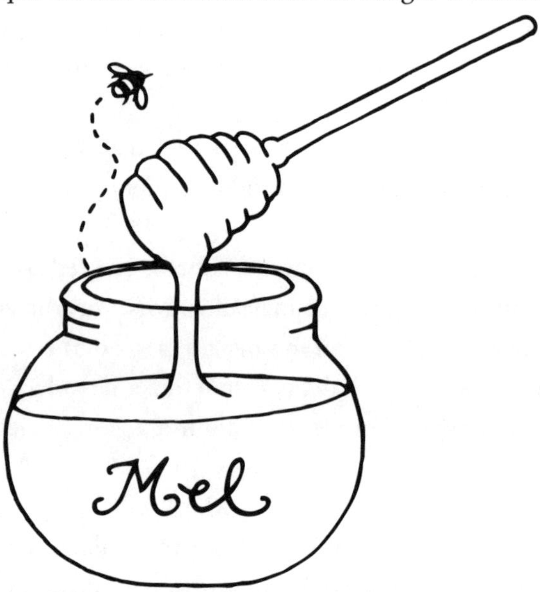

Mel

Tem ação anti-inflamatória e antioxidante. Devido aos oligossacarídeos em sua composição, possui propriedades prebióticas, ou seja, alimenta as bactérias benéficas do intestino.

Dica: é fonte de glicose e frutose, o que o confere de médio a alto índice glicêmico. Consuma em pequenas quantidades e, se possível, combinado a proteínas (como um iogurte) para baixar a carga glicêmica.

Mirtilo

Essa frutinha roxa originária de várias regiões da Europa e dos Estados Unidos (talvez você já tenha ouvido falar de seu nome em inglês, *blueberry*) é rica em vitamina A e antocianinas, com ação antioxidante, anti-inflamatória e até anticancerígena. Ideal para misturar em sucos de frutas vermelhas ou para consumir com iogurtes.

Dica: já é possível encontrar mirtilo no mercado e no hortifruti sem muita dificuldade. Atenção aos pacotinhos em que a fruta vem desidratada, pois é comum que tenha adição de açúcar.

Morango

Possui antocianinas, um tipo de antioxidante que exerce ação anti-inflamatória. É também fonte de vitamina C que, como sabemos, atua como precursora do colágeno e pode ser benéfica para o sistema imunológico.

Dica: prefira a versão orgânica, pois este é um dos alimentos que mais absorvem agrotóxicos. Experimente misturar lascas de morango à salada ou pedacinhos da fruta àquele tipo de sushi conhecido como "califórnia".

Nozes

É fonte de zinco, mineral antioxidante e importante para a função imunológica do organismo.

Dica: experimente misturar duas unidades de nozes picadas ao arroz integral. Assim como a castanha, é uma oleaginosa rica em vitamina E e útil para a saciedade e o controle do colesterol.

Orégano

É antioxidante e possui ação antifúngica e antibacteriana, por seus compostos fenólicos.

Dica: no café da manhã, em vez de consumir pão com manteiga, acrescente azeite e orégano na torrada integral. Fica uma delícia e é uma excelente troca do ponto de vista nutricional.

Ovo

Uma das polêmicas da nutrição, o ovo ora era inocentado, ora eleito como inimigo. É fonte de proteínas (na clara) e de carotenoides, como a luteína e zeaxantina (na gema), com ação antioxidante. Estudos indicam que comer um ovo por dia não aumenta, por si só, o risco de problemas cardiovasculares, mas atenção ao excesso de gorduras saturadas na dieta.

Dica: não cozinhe por muito tempo nem frite, pois a gema perde suas propriedades terapêuticas. Uma sugestão é ovo quente (cozido por no máximo 3 minutos) ou o pochê, com a gema mole.

Peixes gordurosos

Salmão, sardinha, arenque, cavala e atum entram nessa lista. Eles contêm um tipo de gordura poli-insaturada, o famoso ômega 3 (especialmente os chamados EPA — ou ácido eicosapentaenoico — e DHA — ou ácido docosaexaenoico), que desempenha um papel importante na prevenção e no tratamento de doenças cardiovasculares, câncer, entre outros males. Na dieta dos esquimós, que primeiro chamou a atenção para esse benefício, as taxas de colesterol ruim, o LDL, e triglicérides eram baixas, enquanto as de colesterol bom, o HDL, eram maiores.

Dica: a concentração de ômega 3 encontra-se maior em peixes selvagens, lembrando que o salmão consumido no Brasil é de cativeiro. Estudos apontam que a suplementação com o óleo de peixe ajuda no processo de emagrecimento, reduzindo o tamanho das células de gordura, e melhora a resistência à insulina. Consulte um especialista para saber se há indicação para você.

Pimenta vermelha

A capsaicina é um ótimo anti-inflamatório e um amigo de quem quer emagrecer, por aumentar o gasto calórico do organismo. Algumas pesquisas sugerem que a capsaicina pode ajudar a aliviar dores crônicas, como as articulares.

Dica: quanto mais ardida, mais capsaicina tem a pimenta. Se você não gosta dessa sensação ou não pode comer pimenta, a boa notícia é que o pimentão também fornece a substância.

Quinoa

É um alimento completo no que se refere aos aminoácidos. Boa fonte de fibras, diminui a absorção de carboidratos e lipídeos e melhora a função intestinal.

Dica: a sua versão em flocos é ideal para usar em sucos, *smoothies* ou consumir com frutas e iogurtes. Em grãos, acrescente à salada ou substitua o arroz do risoto ou o trigo do tabule.

Romã

Tem ação antioxidante e anti-inflamatória, principalmente por causa da vitamina C e de antocianinas.

Dica: além da superstição de que dá sorte, você pode aproveitar essa fruta para tornar sucos e saladas ainda mais saudáveis.

Tomate

O licopeno é um antioxidante que ficou famoso especialmente pela proteção que oferece contra o câncer de próstata. Há indícios também de que é um auxiliar na proteção interna ao fotoenvelhecimento.

Dica 1: como a sua absorção melhora quando ingerido com lipídeo e se for aquecido, comer o molho do tomate com azeite ou óleo vegetal é mais eficaz que a fruta crua.

Dica 2: se você costuma acrescentar açúcar para quebrar a acidez do molho de tomate, troque por um pedacinho de melancia. É mais saudável e aumenta ainda mais o licopeno do molho.

Uva roxa

Fornece antioxidantes poderosos. O resveratrol, um deles, protege o coração e auxilia no combate ao envelhecimento.

Dica: prefira uva roxa à verde, pois a cor arroxeada indica alta concentração de resveratrol. Consuma a casca da fruta, pois é nela que se concentra boa parte do poder antioxidante. Se for beber suco, prefira os integrais, diluídos em água (essa sugestão visa diminuir o índice glicêmico), sem adição de conservantes.

Vegetais verde-escuros

Entram nesse rol a couve, superestrela dos sucos verdes, o espinafre, a rúcula e o agrião. São fontes de betacaroteno, um protetor do fotoenvelhecimento, de magnésio, que previne câimbras e cólicas menstruais, e de ácido fólico, benéfico para o sistema nervoso e sanguíneo. Contêm clorofila, que diminui a acidez sanguínea, melhora o sistema imunológico e ajuda a eliminar toxinas.

Dica: incorpore um suco verde diariamente ao seu cardápio. Temos receitas espalhadas ao longo do livro e uma especialmente desenvolvida para este capítulo. Atenção a possíveis contraindicações à couve, por exemplo, que deve ser consumida com parcimônia por quem tem problemas de tireoide.

RECEITAS

Suchá antioxidante

Ingredientes:

• 1 maçã pequena

• 1/2 pera

• 1 xícara de chá branco gelado

Modo de preparo: bata os ingredientes no liquidificador e só! Está pronto para beber.

Suco rosa revitalizante

Ingredientes:

• 1/2 beterraba

• 1/2 maçã vermelha com a casca

• 3 colheres de sopa de frutas vermelhas

• 1 copo de 200ml de água

Modo de preparo: bata tudo no liquidificador e pode tomar!

Suco imperial

Ingredientes:

• 1/2 copo de suco de uva integral

• sementes de 1 romã

• 1/2 copo de água

Para beber é só bater tudo no liquidificador.

Salada antioxidante colorida

Ingredientes:

1 xícara de rúcula, 1 xícara de agrião, 1/2 xícara de cenoura, 1/2 xícara de repolho roxo ralado, 8 unidades de tomate

uva, 5 lascas de manga, fatias fininhas de cebola (feitas com 1/4 de cebola), 1 colher de café de gergelim preto.

Modo de preparo: coloque a rúcula e o agrião como base. Depois acrescente a cenoura misturada com o repolho roxo. Por cima, a cebola e, por último, as lascas de manga e o tomate uva. Salpique o gergelim.

Molho

Ingredientes:

1 colher de sobremesa de óleo de gergelim, 1 colher de sobremesa de azeite extravirgem, 1 colher de sopa de vinagre balsâmico,1 colher de chá de lascas de gengibre.

Modo de preparo: misture todos os ingredientes e ajuste, se necessário, o sal.

Quiche integral de queijo minas com espinafre

Massa

Ingredientes:

1 xícara de farinha de chia, 3 colheres de sopa de linhaça em grãos diluídas em 100ml de água (deixada de molho no dia anterior — essa goma vai ser usada para dar liga no lugar da manteiga), 1 colher de chá rasa de sal.

Modo de preparo: misture até formar uma massa e forre a assadeira com ela. Preaqueça o forno e asse em forno médio por 10 minutos ou até a massa secar e dourar um pouquinho. Atenção: não deixe dourar demais, pois ainda vai voltar ao forno.

Recheio

Ingredientes:

1/2 queijo minas amassado com um garfo, 2 xícaras de espinafre cozido na água e sal, 1 pitada de noz moscada a gosto.

Modo de preparo: misture todos os ingredientes, escorra o caldo e coloque essa mistura por cima da massa previamente assada. Asse em forno médio por volta de 15 minutos.

Sopa de abóbora com gengibre e alecrim

Ingredientes:

1 colher de sopa de azeite extravirgem, 1/2 cebola picada, 1 colher de chá de gengibre picado, 1kg de abóbora amarela em pedaços, 1/2 litro de caldo de frango natural, 1 litro de água, 1 colher de sopa de alecrim seco, sal a gosto.

Modo de preparo: cozinhe a abóbora no vapor até que fique macia. Bata no liquidificador com pouca água, a mesma água que cozinhou a abóbora (consistência de creme), e reserve. Aqueça uma panela e acrescente a cebola, o alho amassado até ficar transparente. Junte o creme de abóbora e tempere com: sal a gosto, caldo de galinha natural e o gengibre. Mexa bem e deixe ferver por alguns minutos. Junte o alecrim e desligue o fogo. Regue com o azeite de oliva extravirgem e sirva com pão italiano.

Para fazer o caldo de galinha natural

Ingredientes:

1/2kg de frango, 1/2 cenoura, 1/2 alho-poró, 1 molho de salsinha, 1 dente de alho, 1/2 cebola, 1 litro de água, 1 colher de café de sal.

Modo de preparo: cozinhe o frango por 10 minutos. Retire resíduos que subirem à superfície. Acrescente os outros ingredientes e cozinhe em fogo baixo por 1 hora. Coe e está pronto o caldo de frango.

10. Mente

"Você não será feliz se continuar procurando do que é feita a felicidade. Você nunca viverá se estiver em busca do significado da vida."
Albert Camus (1913-1960), escritor e filósofo francês

A relação entre mente e corpo é objeto de interesse de médicos e leigos há muito tempo. A célebre frase do antigo poeta romano Juvenal já dizia: *Mens sana in corpore sano* ("Mente sã em corpo são"). Mas apenas recentemente surgiram evidências estatísticas de peso que comprovam que essa interação existe. Um exemplo é o estudo conduzido por pesquisadores da London College, na Inglaterra, que acompanhou cerca de 9 mil pessoas ao longo de 12 anos. Aqueles que reportavam índices maiores de estresse tinham risco mais alto de sofrer infartos. Algo semelhante acontece com a pele, os cabelos e as unhas. Problemas dermatológicos podem sofrer influência ou mesmo se originar das emoções — assim como podem ser a causa de efeitos psicossociais negativos nos pacientes. Em 1978, o dermatologista e psiquiatra Robert Griesemer desenvolveu um índice dos efeitos das emoções em vários problemas de pele.

De tão importante, a relação pele-emoções deu origem a uma área da dermatologia especializada em seu estudo, a chamada Psiconeuroimunodermatologia. Várias pesquisas têm mostrado que os sistemas endócrino, nervoso e imunológico formam um único sistema que recebe a influência direta da mente. Estima-se que mais de 40% das manifestações cutâneas estejam associadas à influência psíquica, como informa a Sociedade Brasileira de Dermatologia.

Reduzir o estresse e melhorar a maneira como reagimos aos agentes externos pode, portanto, ser uma ferramenta útil para proteger a saúde da pele e do organismo como um todo. A medicina avança na compreensão e reconhecimento de terapias e atividades complementares (também chamadas de práticas integrativas), que ajudam tanto no tratamento de pacientes quanto na prevenção de problemas em pessoas saudáveis e na melhora da qualidade de vida de todos. Uma delas é a meditação.

A meditação é uma técnica milenar, cujas bases residem nas religiões e tradições orientais, especialmente no budismo e na ioga. Expandiu-se também pelo Ocidente, onde há registros de sua prática em mosteiros e templos, na Idade Média. A ciência moderna oferece dados que apontam a meditação como um instrumento eficaz na modulação da resposta do sistema nervoso ao estresse. Isso seria possível através, por exemplo, de uma melhor regulação da resposta do organismo aos estímulos que provocam ansiedade.

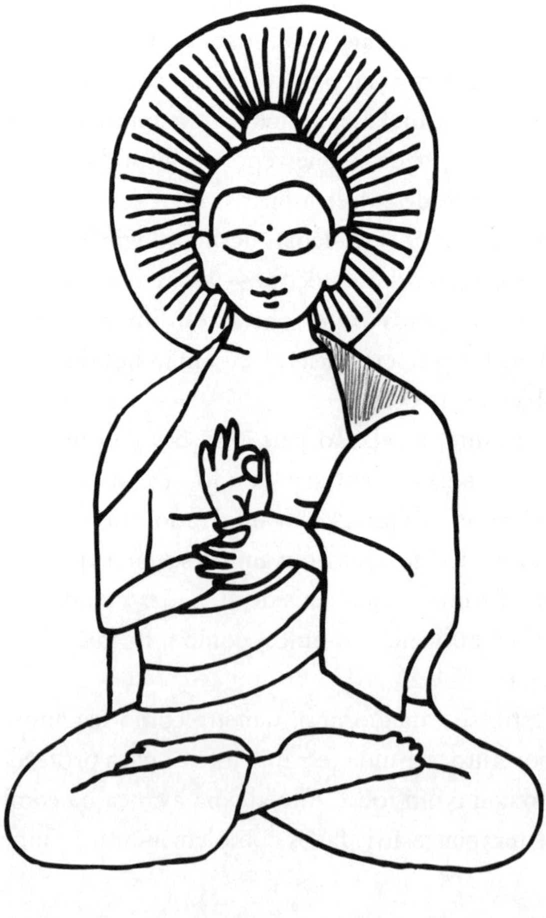

Os especialistas explicam que há duas correntes principais de meditação. A mais conhecida é aquela que privilegia a concentração, escolhendo um determinado foco (uma palavra ou imagem, por exemplo) para silenciar ou reduzir o processamento mental. Rezar um terço, por exemplo, surtiria efeito semelhante.

O outro tipo, menos conhecido, é a meditação que busca a atenção plena ao momento presente e sobre a qual vamos dedicar especial atenção. Nela, o praticante não esvazia a mente nem se evade do ambiente que o cerca. Ao contrário, ele treina a atenção plena aos fenômenos que emergem a cada momento, deixando que pensamentos bons e ruins surjam livremente e percebendo o que se passa ao seu redor. A intenção é que, dessa forma, a pessoa desenvolva e aprimore a maneira como o corpo reage e se deixe afetar pelos pensamentos e estímulos externos, em vez de tentar exercer controle sobre os estímulos em si. Através do exercício de atenção plena, o praticante aprende a não reagir aos pensamentos que surgem nem alimentá-los, o que favorece um controle maior na forma como ele se relaciona com esses pensamentos.

A prática, conhecida como *mindfulness*, tem chamado a atenção de pesquisadores do mundo inteiro nos últimos anos, especialmente depois que o biólogo molecular Jon Kabat-Zinn, fundador do Ambulatório de Estresse e professor de medicina da Universidade de Massachusetts, nos Estados Unidos, destacou seus efeitos positivos para a saúde. Seu trabalho científico apontou que a *mindfulness* pode contribuir não só para a melhora dos sintomas físicos e psicológicos de doenças, mas também para o comportamento e a maneira como as pessoas cuidam de sua saúde. Há dados reveladores de que a prática reduz os índices de estresse, insônia, depressão, ansiedade, problemas gástricos e auxilia até o tratamento cardiovascular, entre outras vantagens. De acordo com um artigo da Universidade Harvard, trata-se também de um bom auxílio para pavimentar o caminho da felicidade e do bem-estar.

Em sincronia com a Psicologia Positiva, sobre a qual falaremos mais adiante, essa técnica propõe a autoaceitação (não no sentido de passividade ou resignação, mas sim de entrar em contato consigo mesmo de maneira aberta e não crítica), o perdão de si mesmo e a gratidão pelo que acontece de bom ou ruim. Dessa forma, os processos negativos se enfraquecem e as emoções positivas aumentam. Não, não é nada fácil. Até os grandes especialistas reconhecem que há pedras no caminho. É preciso lembrar que a persistência e a prática constante fazem com que novos comportamentos se tornem viáveis (no final deste capítulo, há um teste baseado na escala MAAS, usada pelos pesquisadores para avaliar o nível de atenção plena ao presente).

Ainda não há trabalhos ou pesquisas conclusivos que tracem uma relação direta entre a meditação e a saúde da pele. Ainda assim, conforme nos disse o médico Michael R. Irwin, professor da Universidade da Califórnia, nos Estados Unidos, e uma das maiores autoridades do mundo no assunto, já é possível fazer uma relação entre estudos que mostram uma redução nos marcadores de inflamação em praticantes de *mindfulness* e a saúde do indivíduo como um todo.

E, como vimos ao longo dos capítulos do livro, a inflamação é um dos agentes que atuam nos processos de envelhecimento do organismo e em doenças específicas, como a acne. É possível que esteja aí um elo entre as duas áreas, ainda que indireto.

No Brasil, o estudo e a prática de *mindfulness* têm se difundido, sendo, inclusive, tema de pesquisas científicas recentes desenvolvidas por professores de importantes centros universitários, como a Universidade Federal de São Paulo e a Universidade Federal de Pelotas, no Rio Grande do Sul.

Certamente, esse é um campo de enorme potencial para a investigação científica e cujas fronteiras serão, em breve, desbravadas.

As investigações acerca de como as emoções interagem com o organismo se desenvolvem a pleno vapor. As pesquisas analisam o comportamento e, algumas, buscam marcadores moleculares, mapeando o cérebro em plena atividade.

Na psicologia, uma área que avança bastante é a Psicologia Positiva. Essa corrente parte do princípio de que, para atingir a felicidade e o bem-estar (estados em que as emoções positivas predominam), a melhor estratégia é o indivíduo focar em seus pontos fortes, para que os seus pontos fracos não o prejudiquem. Por isso, quem atua nesse campo orienta seus pacientes a descobrir quais são os pontos fortes de sua personalidade, para reforçá-los ainda mais.

Um dos precursores dessa abordagem é Martin Seligman, professor de psicologia da Universidade da Pensilvânia e escritor. No final dos anos 1990 e, mais tarde, no início da década de 2010, ele provocou uma verdadeira revolução nos conhecimentos sobre a área. Em seus livros, ele diferencia as virtudes (qualidades de caráter abstrato, que não se consegue medir objetivamente) e forças (os pontos fortes que compõem as virtudes, os quais podemos identificar e mensurar, de acordo com as características da nossa personalidade). São 6 virtudes e 24 forças.

As virtudes:

• sabedoria e conhecimento, coragem, humanidade, justiça, temperança, transcendência.

AS FORÇAS

• SABEDORIA e conhecimento: curiosidade e interesse pelo mundo; gosto pela aprendizagem; discernimento, senso crítico e imparcialidade; originalidade, esperteza, engenhosidade; inteligência social, pessoal e emocional; perspectiva.

• CORAGEM: bravura e valentia; perseverança, diligência e dinamismo; integridade, autenticidade e honestidade.

• HUMANIDADE E AMOR: bondade e generosidade; amor e capacidade de ser amado.

• JUSTIÇA: cidadania, lealdade, dever e espírito de equipe; liderança; imparcialidade e equidade.

• TEMPERANÇA: autocontrole; prudência, discrição e cuidado; humildade e modéstia.

• TRANSCENDÊNCIA: apreciação da beleza e da excelência; gratidão; esperança, otimismo e responsabilidade com o futuro; espiritualidade, senso de propósito, fé; perdão e misericórdia; bom humor e graça; animação, paixão e entusiasmo.[10]

---

10 Seligman, Martin E. P., ph.D. *Florescer: uma nova compreensão sobre a natureza da felicidade e do bem-estar*. Rio de Janeiro: Objetiva, 2011.

Um teste de perguntas que está disponível no site americano http://www.viacharacter.org ajuda a identificar as "forças" de cada um (a versão gratuita é básica, mas já mata a curiosidade. Depois de fazer o cadastro, é possível responder as perguntas em português).

Outro ponto que Seligman destaca é a importância da autodisciplina e da garra, para maximizar o desempenho nas tarefas do dia a dia e no progresso para a conquista de nossos objetivos.

A psicologia positiva está longe de ser uma unanimidade entre os acadêmicos, mas ganha adeptos em todo o mundo e, na experiência clínica, mostra que pode ajudar muitos pacientes. A autoaceitação e a autodisciplina, por exemplo, podem ser peças-chave para engajar o paciente ao tratamento prescrito pelo dermatologista, bem como ajudá-lo a seguir a cartilha da boa alimentação.

O teste da atenção

A escala MAAS foi criada por pesquisadores para avaliar o nível de atenção plena cotidiana ao momento presente de indivíduos que participavam de estudos sobre a técnica *mindfulness*. É um dos testes pioneiros para esse tipo de avaliação e ainda está sendo aprimorado, especialmente para a aplicação em diferentes culturas. Aqui, apresentamos uma tradução livre do inglês, com a finalidade de ilustrar como o estado de atenção se mostra na maneira como se executam as tarefas do dia a dia.

Instruções: Dê uma nota de 1 a 6, de acordo com a frequência com que vivencia cada uma das situações descritas a seguir em seu cotidiano. As notas devem refletir a sua experiência e não o que você acha que a sua experiência deveria ser, de acordo com a escala:

1. Quase sempre
2. Muito frequentemente
3. Frequentemente

4. Raramente
5. Muito raramente
6. Quase nunca

Só me dou conta de algumas emoções que senti algum tempo depois.

1 2 3 4 5 6

Quebro ou derramo coisas por descuido, falta de atenção ou por estar com a cabeça em outra coisa.

1 2 3 4 5 6

Acho difícil manter o foco no que está acontecendo no presente.

1 2 3 4 5 6

Eu tendo a andar depressa para chegar ao meu destino, sem prestar atenção ao que acontece ao longo do caminho.

1 2 3 4 5 6

Eu tendo a não perceber a tensão física ou o desconforto, até que eles realmente se tornem incômodos.

1 2 3 4 5 6

Esqueço o nome de uma pessoa tão logo me seja dito pela primeira vez.

1 2 3 4 5 6

Parece que eu estou "operando no automático", sem muita consciência do que estou fazendo.

1 2 3 4 5 6

Vou de uma atividade para outra, sem estar realmente atento a elas.

1 2 3 4 5 6

Fico tão focado no objetivo que quero alcançar, que perco o contato com o que estou fazendo agora para chegar lá.

1 2 3 4 5 6

Executo trabalhos ou tarefas automaticamente, sem estar consciente do que estou fazendo.

1 2 3 4 5 6

Eu me flagro fazendo outra coisa enquanto estão conversando comigo.

1 2 3 4 5 6

Eu me dirijo a lugares no "piloto automático" e depois me pergunto por que fui para lá.

1 2 3 4 5 6

Encontro-me preocupado com o futuro ou com o passado.

1 2 3 4 5 6

Eu me vejo fazendo coisas sem prestar atenção.

1 2 3 4 5 6

Lancho sem me dar conta do que estou comendo.

1 2 3 4 5 6

Pontuação MAAS

Para marcar a pontuação na escala, some a pontuação e divida por 15. Quanto mais perto de 6 for a média, maior a consciência *mindfulness*.

Obs.: De acordo com um estudo publicado pela Universidade Virginia Commonwealth, nos Estados Unidos,[11] a média verificada em grupos avaliados foi de:

- Adultos (community adults) (4 amostras independentes): média MAAS: 4.20 (SD = .69)

11 Disponível em: http://migre.me/jPjCB.

- Estudantes universitários (14 amostras independentes): média MAAS: 3.83 (SD = .70).

Se você está dispersa e pouco motivada a cuidar de si mesma, saiba que sempre é tempo de reverter o jogo. O primeiro passo para promover grandes mudanças é decidir que a melhor hora para que elas aconteçam é hoje — e não amanhã ou na segunda-feira. Desenhamos o próximo capítulo para incentivá-la a seguir adiante nessa jornada. Há dicas e tarefas simples para que você dê início a transformações importantes em pilares essenciais do seu dia a dia. E não se esqueça: foco e autodisciplina são essenciais para o sucesso de qualquer projeto.

Semana do bem-estar por dentro e por fora

"Não há dever que subestimemos mais do que o dever de ser feliz."
Robert Louis Stevenson (1850-1894), escritor escocês

Em 1946, a Organização Mundial da Saúde definiu "saúde" como: "um completo estado de bem-estar físico, mental e social e não meramente a ausência de doença". Para viver mais tempo e com melhor qualidade de vida, portanto, é preciso investir nos múltiplos fatores dessa equação que compreende cuidados internos e externos. Para ajudar a perceber quais desses fatores precisam de mais atenção e como você pode estruturá-los melhor, criamos a "Semana do bem-estar por dentro e por fora". Sugerimos tarefas simples para serem realizadas durante 7 dias e que podem ajudá-la a transformar para melhor os pilares nos quais se apoia a sua rotina. Nossa intenção é fornecer dicas simples e práticas, que poderão auxiliar na busca do equilíbrio e da saúde, nos campos (ou pilares): 1) físico; 2) comportamental; 3) emocional; 4) espiritual; 5) social; 6) intelectual; 7) beleza, com receitas especiais e detox para todos os dias. Tenha em mãos as rédeas do seu presente e perceba quais transformações, ainda que pequenas, podem influenciar de maneira decisiva a sua vida.

Aproveite nossas sugestões e, depois de completar essa programação de uma semana, não se acomode. Ao contrário, aprofunde-se no contato com o que lhe traz felicidade e combata tudo aquilo que não lhe faz bem. O estresse, por exemplo, é um estímulo constante na vida de todos, seja em maior ou menor grau. Por isso, incorpore à sua rotina técnicas de autocontrole, que amenizam o impacto desse estímulo negativo.

Quando esses sete dias de detox terminarem, aproveite o combustível extra e continue. Combata o estresse, pratique exercícios, alimente-se bem, anime sua vida social e tenha metas. Uma estratégia interessante para aumentar as chances de sucesso é a que os pesquisadores chamam de metas SMART. Em inglês, *smart* quer dizer esperto, inteligente. E aqui é usado como um trocadilho para uma sigla que abrange as principais características das metas que têm chances maiores de ser atingidas. Como explicam especialistas da Universidade Harvard, nos Estados Unidos, no guia *Simple Changes, Big Rewards*, metas SMART são aquelas que: 1. são específicas (*Specifics*); 2. o progresso pode ser medido ou acompanhado (*Measure*); 3. podem ser alcançadas, dentro da sua capacidade física (*Achievable*); 4. são possibilidades reais (*Realistic*); 5. estão atreladas a prazos — pelo menos para começar (*Time*).

Não desista de lutar contra os maus hábitos que ainda precisa vencer (se você ainda não conseguiu se livrar do tabagismo, por exemplo, mude sua estratégia e largue logo esse vício). Esse é um convite para uma reflexão sobre as escolhas de vida. Encare esses dias como uma janela para a transformação. Sempre é tempo de melhorar.

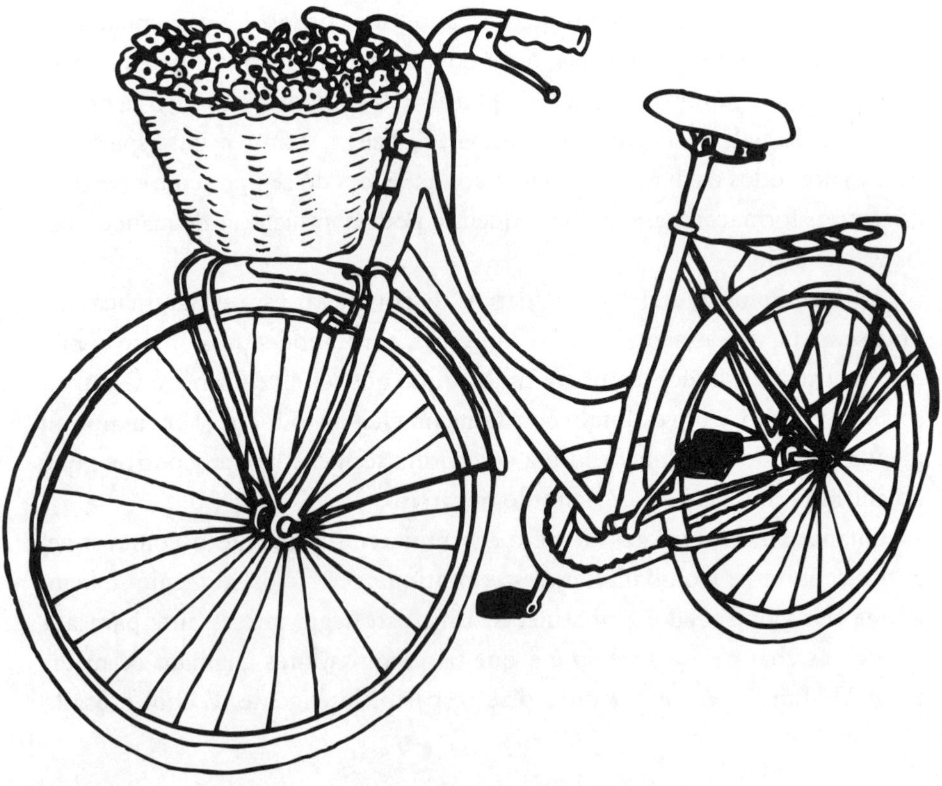

Dia 1

Físico

Faça um checkup. Marque uma consulta com o clínico geral e com o ginecologista (ou, no caso dos homens, um urologista). É importante estar com os exames em dia (o preventivo ginecológico e exames de sangue — hemograma, lipidograma, glicose, dosagem de hormônios de tireoide e função hepática), ainda que você não tenha doenças crônicas.

Comportamental

Em uma folha de papel, escreva dez metas que você quer alcançar e coloque a lista em local visível. Misture algumas metas simples (como organizar a bancada do seu banheiro, marcar uma consulta ao dentista e ir à academia) e outras mais ambiciosas, que poderão exigir planejamento a médio ou longo prazo (economizar para dar entrada em um apartamento, terminar um relacionamento que não lhe faz bem ou fazer um plano de previdência, por exemplo).

Emocional

Medite. Que tal experimentar hoje o *mindfulness*? Ou, se preferir, simplesmente visualize um local que traga paz, segurança e conforto durante alguns minutos. Você não precisa destinar muito tempo para essa atividade, mas já vai sentir diferença se conseguir se desligar por alguns minutinhos. Utilize essa técnica todas as vezes que sentir muita ansiedade.

Espiritual

Experimente um pouco de ioga. A *saudação ao sol*, uma das sequências de movimentos mais conhecidas da ioga, é uma forma de celebrar a natureza. E não deixe de prestar atenção à sua respiração. Se você não tiver contraindicações e for familiarizado com a prática, vá em frente. Caso contrário, procure a orientação de um instrutor.

Social

Marque de encontrar um amigo para jogar conversa fora. Café, happy hour, barzinho, jantar... O que importa é que você saia para bater papo.

Intelectual

Já pensou em fazer trabalhos manuais? Não precisa ser nenhuma artista. Compre uma aquarela e algumas telas simples na papelaria ou monte um *scrapbook* e divirta-se!

Beleza

Comece o dia incorporando dois hábitos que nunca mais devem sair de sua rotina:

1. Lavar o rosto com um sabonete apropriado ao seu tipo de pele.
2. Passar o protetor solar FPS 30 ou maior, faça sol ou faça chuva.

Cardápio do Dia

(Todas as receitas e a lista de compras com tudo o que você vai precisar para essa semana estão no final do capítulo.)

Café da manhã

- Suco verde detox: bata no liquidificador 1 folha de couve, 1 maçã, 1/2 talo de salsão, 1/3 pepino japonês sem a casca, 1 pedaço de gengibre (2 centímetros). Não se esqueça de higienizar bem os alimentos antes de utilizá-los.
- Pão sem glúten (1 a 2 fatias) com 1 colher de chá de azeite e uma pitada de orégano.
- 1 xícara de chá de cavalinha.

Lanche 1

- 1 laranja com bagaço.
- 2 castanhas-do-pará.

Almoço

Entrada: salada de alface, com 3 colheres de sopa de brócolis (cozidos al dente), 3 colheres de sopa de cenoura crua ralada, 1 punhado de broto de alfafa, 1 tomate orgânico fatiado. Molho para a salada: 1 colher de café de alecrim desidratado ou 1 ramo do fresco, 1/2 limão espremido, 1 colher de sopa de azeite, 1 colher de sobremesa de vinagre balsâmico ou de maçã, 1/2 dente de alho amassado.

Prato principal: arroz negro com açafrão, filé de linguado assado em crosta de mix de gergelim (branco e preto), abobrinha cortada em cubos grandes al dente refogada no alho, cebola roxa e azeite.

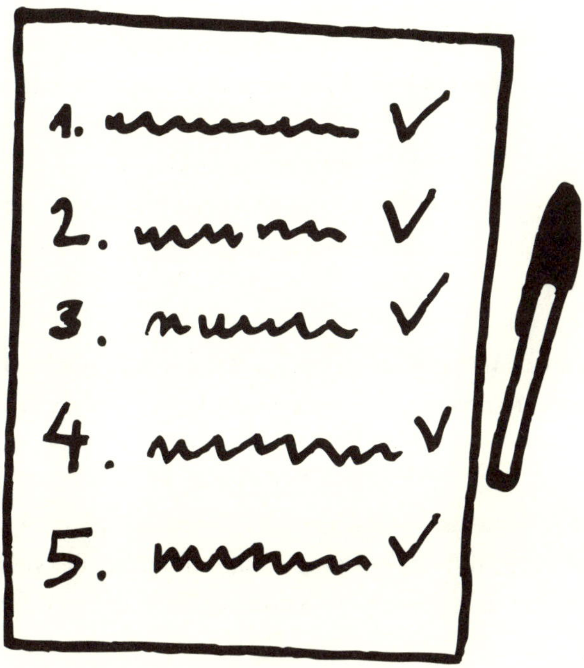

Lanche 2

- 1 fatia de pão sem glúten.
- 1 ovo caipira quente.
- 1 xícara de chá de cravo e canela.

Jantar

Entrada: Caldinho de abóbora com sálvia.

Prato principal: espaguete de pupunha (palmito) ao creme de tofu com manjericão, couve-de-bruxelas cortada em quatro pedaços e refogada em alho e azeite, 1 tomate orgânico com azeite e ervas finas.

Sobremesa: 1 kiwi.

Dia 2

Físico

Faça uma caminhada de 30 minutos em um ambiente agradável.

Comportamental

Em um papel, escreva hábitos nocivos ou situações negativas que a incomodam na sua vida atualmente. Rasgue o papel e jogue os restos fora.

Espiritual

Leia sobre uma religião ou crença diferente da sua e procure um aspecto ou ensinamento positivo que você possa levar para a sua vida.

Emocional

Perdoe os outros e você mesmo. Pense em alguém que o magoou e abra o seu coração para perdoar completamente. Pense em algo de que se arrepende. Livre-se da culpa e recomece de maneira diferente.

Social

Que tal procurar aquela(e) sua(seu) grande amiga(o) de infância com quem não fala há muito tempo? Ligue ou mande uma mensagem para restabelecer contato. Deixe a timidez e a insegurança de lado. Provavelmente, ela(e) vai adorar.

Intelectual

Se você é daquelas que compram livros que nunca lê, essa é a hora de mudar. Procure um livro que você ache interessante na estante de casa e comece a lê-lo.

Beleza

Prepare um banho relaxante, com a luz do ambiente reduzida. Você pode usar velinhas que funcionem a bateria para uma iluminação agradável. Esvazie a mente e entre no banho.

Aproveite para cuidar da pele com uma receita de esfoliação caseira:

Ingredientes: 1 colher de sopa de aveia em flocos, 1 colher de sobremesa de mel e 1/2 (meia) xícara de leite integral.

Modo de preparo:

- Misture os ingredientes.
- Faça massagens circulares por 5 minutos.
- Retire com água morna.

(O leite contém ácido lático, com alto poder de hidratação e também ação clareadora. O mel deixa a pele mais macia. Já a aveia ajuda a pele morta a se soltar. Incorpore esse ritual de beleza à sua rotina uma vez por semana.)

Cardápio do Dia

Café da manhã

- Suco verde: Bata no liquidificador 1 folha de couve, 1 pera, 1/2 talo de salsão, 1/3 pepino japonês, 1 fio de capim-limão.
- 1 tapioca fina com recheio de geleia sem açúcar e 4 amêndoas picadas.

Lanche 1

1 cacho de uva rosada.

Almoço

Entrada: salada de alface e rúcula, 3 colheres de sopa de rabanete ralado, 3 colheres de sopa de cubos de beterraba cozida.

Prato principal: risoto de arroz cateto com legumes (cenoura e brócolis) e shiitake.

Sobremesa: 1 fatia de manga.

Lanche 2

1 torrada de pão integral com creme de tofu ao alho-poró e macadâmia.

Jantar

Entrada: Sopa de tomate com manjericão.

Prato principal: omelete de 3 claras e 1 gema (com aspargos frescos em lâminas), arroz de couve-flor com curry e coentro ou cheiro-verde.

Sobremesa: 1 rodela de abacaxi assado com canela.

Dia 3

Físico

Hoje, deixe o elevador de lado e use as escadas. Ou caminhe por um bairro agradável da sua cidade.

Comportamental

Dedique-se a concluir uma das metas de sua lista e risque-a de lá. Cumprir metas dá disposição para querer ir além.

Emocional

Há técnicas de respiração (como o *pranayama*, na ioga) que ajudam a controlar o estresse e relaxar. Se você não as domina, inspire e expire profundamente algumas vezes, de olhos fechados, puxando o ar pelo nariz e soltando pela boca devagar.

Espiritual

Faça caridade. Não pense apenas em dar roupas ou dinheiro. Às vezes, doar alguns minutos do seu tempo para ouvir alguém é uma ajuda ainda maior.

Social

Sabe aquela ideia de um projeto profissional que está na gaveta? Sua tarefa é procurar uma pessoa com quem possa conversar a respeito ou apresentá-lo. Dê hoje o primeiro passo!

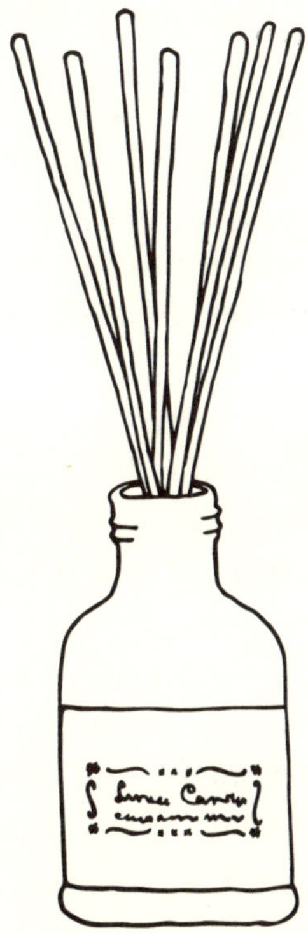

Intelectual

Vá ao cinema ou assista a um filme que você quer ver, mas ainda não teve tempo.

Beleza

Máscara facial revitalizante

Faça uma máscara caseira natural de mamão e mel:

- 1 xícara de mamão papaia maduro;
- 1 colher de sopa de mel;
- Faça uma misturinha desses dois ingredientes e aplique sobre a pele limpa;
- Deixe a máscara de 15 a 20 minutos. Depois, enxágue completamente.

(O mamão contém enzimas naturais e de alfa-hidroxiácidos, que ajudam a remover células mortas da pele, enquanto o mel hidrata.)

Cardápio do Dia

Café da manhã

• Suco vermelho: bata no liquidificador 3 colheres de sopa de frutas vermelhas, 1/2 copo de suco de uva integral e 1 colher de sopa de chia.

• 1 fatia de pão sem glúten.

• Pastinha de tofu com cenoura e passas.

• 1 xícara de chá de capim-limão.

Lanche 1

Salada de frutas com 1 colher de sobremesa de chia e 1 colher de sobremesa de semente de girassol.

Almoço

Entrada: Salada de alface e agrião, 3 colheres de sopa de lascas de manga, 1 tomate orgânico, broto de alfafa, 1 colher de chá de gergelim preto.

Prato principal: Filé de peixe assado com gengibre e limão com batata-doce cozida ou assada, couve manteiga (refogada no alho e azeite).

Lanche 2

1 fatia de pão sem glúten com homus tahine.

Jantar

Entrada: Sopa de legumes (atenção à quantidade de sal, dê preferência às ervas aromáticas para temperar e pegue leve no sódio).

Prato principal: Ervilhas cozidas com ovo poché, cubos de abóbora cozida com coentro ou salsinha.

Sobremesa ou ceia

1 banana assada com canela.

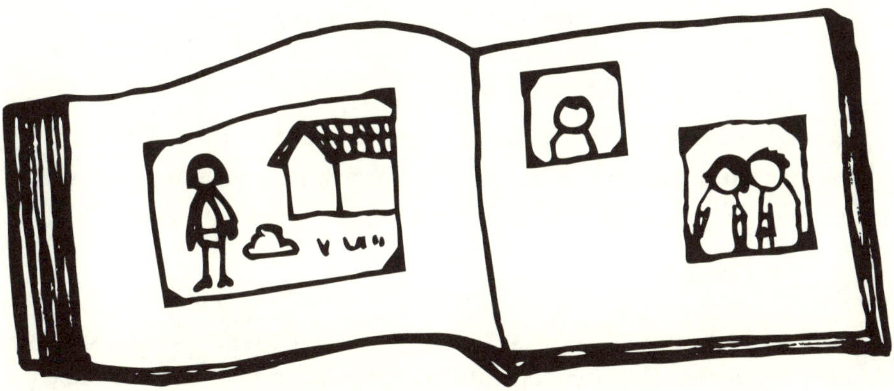

Dia 4

FÍSICO

Faça uma aula de alongamento e fique atenta para manter a postura sempre ereta no seu dia a dia.

Comportamental

Livre-se do medo. Desafie a estagnação e tome uma atitude que você sabe que vai lhe fazer bem, mas ainda não teve coragem de colocar em prática.

Emocional

Reveja álbuns de fotos de uma viagem que você adorou fazer. E que tal preparar um chocolate quente com raspas de chocolate amargo e leite de amêndoas? É uma delícia e aquece o coração.

Espiritual

Vá a um lugar onde você se conecte com Deus ou a força superior na qual acredita. Seja em uma igreja, no centro, na sinagoga ou até na praia, o importante é estar em contato com essa energia boa.

Social

Visite um parente e leve para ele algum mimo. Pode ser um biscoito caseiro feito por você, uma fotografia ou apenas a disposição para conversar.

Intelectual

Que tal praticar um pouco aquele idioma que anda meio esquecido ou se matricular para aprender um novo? Na internet, há *podcasts* e aplicativos, inclusive de graça, que podem auxiliá-la.

Beleza

Melhore a hidratação. Antes de entrar no banho, passe uma camada de óleo de amêndoas doces, que ajuda a proteger a pele do ressecamento provocado pela água, especialmente em banhos quentes e demorados. Depois de sair do banho, não se esqueça de passar o seu hidratante preferido, massageando a pele com um rolinho de madeira.

Cardápio do Dia

Café da manhã

• Mamão com semente de chia.
• Torrada de pão sem glúten com azeite e orégano.
• Chá de hibisco.

Lanche 1

1 pera.

Almoço

Entrada: salada de alface americana com tomate cereja e um fio de azeite extravirgem.

Prato principal: arroz negro, shimeji, brócolis refogado em alho e azeite.

Lanche 2

1 salada de frutas com 4 amêndoas.

Jantar

Entrada: sopa de aspargos com alho-poró.

Prato principal: tabule de quinoa com manga.

Sobremesa: sagu feito com suco de uva e chia.

Dia 5

Físico

Faça um exercício diferente do seu habitual. Dança, *cross-fit*, *muay thai*, *stand up paddle*, grupos de corrida... Mesmo que você não esteja matriculada em uma academia, saiba que é costume permitirem que não alunos façam uma aula experimental.

Comportamental

Hoje é dia de faxina no armário. Faça uma limpeza e separe roupas que você não usa mais. Abra espaço para o novo.

Emocional

Desacelere. Faça uma sessão de massagem com pedras quentes ou de reflexologia. Cuidar de você vai ajudá-la a desestressar.

Espiritual

Aprecie o lado bom das coisas. Em vez de se chatear porque um amigo se atrasou para o almoço ou porque você perdeu o ônibus, aproveite a oportunidade para observar as pessoas, o movimento ou a paisagem ao seu redor.

Social

Hoje é dia de dançar. Se não tiver como sair para algum lugar, reúna os amigos em casa para uma festinha despretensiosa.

Intelectual

Seja pelo significado, seja pelas mudanças ortográficas, encontre dez palavras novas para você no dicionário. Faça uma lista e amplie seu vocabulário.

Beleza

Cuide das olheiras. Use 2 saquinhos de chá-verde (encontrado em qualquer supermercado) e 250ml de água.

• Ferva a água e coloque-a numa pequena jarra junto aos 2 saquinhos de chá;

• Coloque a jarra na geladeira para deixar o chá bem gelado;

• Pegue os saquinhos embebidos pelo chá gelado, feche os olhos e coloque cada saquinho embebido de chá sobre as pálpebras;

• Hora de relaxar: por 10 minutos, deixe esse superantioxidante atuar e aproveite para não pensar em nada!

(O chá-verde é antioxidante e pode reduzir inchaços ao redor dos olhos.)

Cardápio do Dia

Café da manhã

• Salada de frutas com semente de girassol (use as frutas da lista de compras).
• 1 tapioca com tofu, ervas finas e azeite (ajustar o sal se necessário).
• 1 xícara de chá de cavalinha.

Lanche 1

1 fatia grande de melancia.

Almoço

Entrada: salada de repolho roxo, cenoura e abobrinha ralados com molho de azeite e limão.

Prato principal: salmão assado com batatas (com a casca), azeite e alecrim, couve refogada em alho e azeite.

Lanche 2

5 cenouras baby e 5 ovos de codorna.

Jantar

Prato principal: omelete de 3 claras e 1 gema com cebola e cheiro-verde, brócolis no vapor, lentilhas temperadas com cebola, tomate, cheiro-verde e azeite.

Sobremesa: 1 pera cozida com 1 colher de chá de mel.

Dia 6

Físico

Hoje é dia de cuidar da pele no dermatologista. Consultas periódicas são importantes para detectar, por exemplo, tumores de pele, o tipo de câncer mais comum no país. Aproveite para incorporar dicas de beleza ao seu dia a dia.

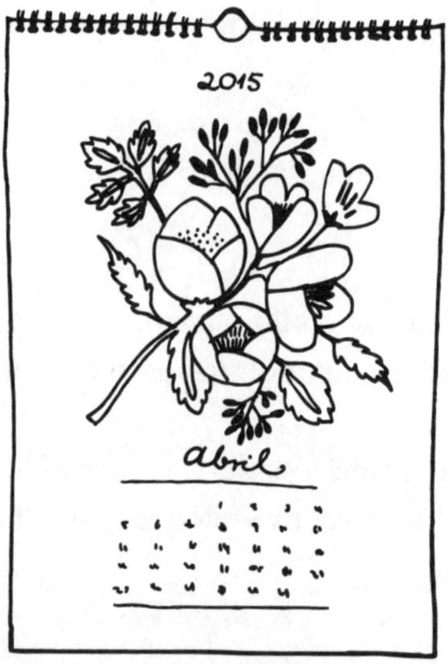

Comportamental

Você se lembra das dicas do capítulo de hidratação? Comece a carregar uma garrafinha de água na bolsa ou deixar sempre uma na sua mesa de trabalho. Baixe um aplicativo que a lembre de tomar água.

Emocional

Esvazie a mente e concentre-se no contato com a sua pele e no prazer de se cuidar. Antes de entrar no banho, faça uma esfoliação com açúcar granulado e mel, massageando com movimentos circulares.

Espiritual

Logo pela manhã, tome um banho de água corrente em um rio, cachoeira ou mar ou até mesmo no chuveiro, com a intenção de renovar as suas energias. Experimente tomar um jato de água gelada na nuca no final do banho. É revigorante!

Social

Hoje é dia de ir ao salão de beleza. Faça um novo corte, uma hidratação, as unhas, coloque em dia a depilação e, se for o caso, mude o tom dos fios para outro que a favoreça mais. E, claro, aproveite para bater papo.

Intelectual

Eleja um passatempo divertido e que, ao mesmo tempo, desafie o raciocínio ou a memória. Entre as alternativas: sudoku e palavras cruzadas.

Beleza

Faça uma máscara caseira detox

Ingredientes:

- 1/2 abacate
- 1 colher de sopa de mel

Modo de preparo: amasse o abacate e misture o mel. Aplique no rosto limpo. Deixe por 10 minutos e retire com água morna. Com ação hidratante, a máscara pode ser usada em todo tipo de pele.

Cardápio do Dia

Café da manhã

- Mamão com uma colher de sobremesa de chia.
- Torrada de pão sem glúten com azeite e orégano.
- 1 xícara de chá branco.

Lanche 1

1 cacho de uva rosada.

Almoço

Entrada: salada de alface, broto de alfafa, tomate e batata yacon ralada crua. Tempere com um fio de azeite extravirgem e vinagre balsâmico.

Prato principal: sardinha assada com purê de batata baroa (sem leite e manteiga, só a batata cozida e amassada).

Lanche 2

1 torrada de pão sem glúten com homus tahine.

Jantar

Entrada: creme de cenoura com gengibre.

Prato principal: espaguete de quinoa refogado em alho, cebola e azeite, espetinho de vegetais com cebola, pimentão amarelo e vermelho e cenoura assados.

Sobremesa: 1 maçã assada com canela.

Dia 7

Físico

Consulte um nutricionista para reorganizar o seu cardápio daqui para a frente. Experimente ir à feira de alimentos orgânicos e continue melhorando sua alimentação. Hoje em dia há cada vez mais feiras de bairro em que os alimentos orgânicos podem ser encontrados mais baratos, procure se informar se há alguma perto de sua casa ou dê uma pesquisada nas opções on-line.

Comportamental

Avalie a qualidade do seu sono. Dormir pouco ou mal pode contribuir para o aumento da prevalência de doenças crônicas não transmissíveis e para efeitos estéticos indesejáveis. Durante a noite, produzimos a melatonina, hormônio responsável pela sensação de sono, que combate os danos de radicais livres (cujo papel no envelhecimento precoce e em neoplasias é fundamental). A secreção desse hormônio, porém, é inibida em ambientes iluminados. Durante o sono também produzimos o GH, o hormônio do crescimento (essencial para as crianças e importante também para os adultos, pois estimula o crescimento celular e o equilíbrio da distribuição de gordura no corpo).

Incorpore novos hábitos que ajudem você a ter um sono mais reparador. Entre eles:

- À noite, baixe as luzes de casa ou deixe apenas o abajur ligado. Estipule um horário para desligar a TV, o computador e outros aparelhos que emitam luz no quarto, incluindo o celular;
- Procure regular a sua rotina. Manter a disciplina, com horários para se deitar e para acordar, costuma ajudar bastante o sono;
- Use 5 gotas de óleo essencial de lavanda em um difusor daqueles de tomada ou direto na lâmpada do abajur. Esse óleo essencial promove relaxamento e deixa a casa perfumada;
- Faça exercícios até três horas antes de dormir e, nesse mesmo período de tempo antes de deitar-se, evite alimentos gordurosos ou estimulantes, como chocolate, café e chá-preto ou chá-verde.

Emocional

Deixe os problemas do trabalho no trabalho. Enquanto eles não se resolvem, não vale a pena contaminar todos os outros campos de sua vida.

Espiritual

Passeie pelo Jardim Botânico ou por um parque bonito de sua cidade e conecte-se à natureza. Agradeça pelas coisas boas que você tem em sua vida.

Social

Faça um jantar na sua casa com a refeição detox de hoje e convide algumas pessoas para compartilhar como foi a sua experiência durante esta semana.

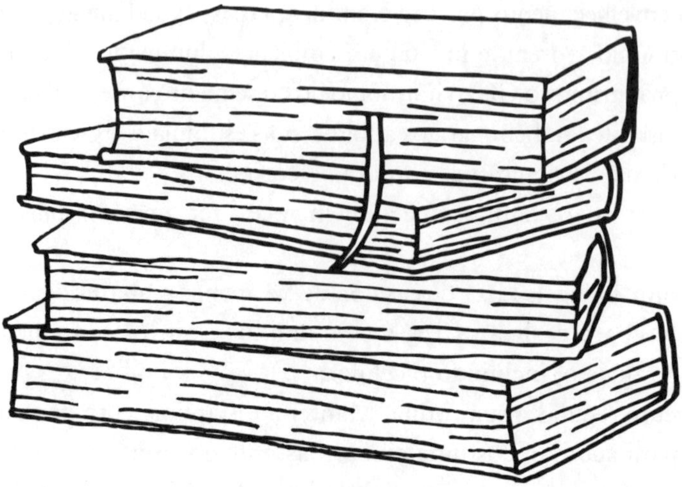

INTELECTUAL

Coloque as suas emoções no papel. Escreva um poema, uma crônica, um diário ou, quem sabe, comece a escrever um livro!

BELEZA

Faça uma máscara restauradora caseira de maçã.

Ingredientes:

- 1 maçã vermelha (ralada com casca)
- 1 copo de iogurte natural
- 1 colher de sopa de mel

Modo de preparo: misture a maçã ralada ao iogurte natural e acrescente a colher de mel. Em seguida, lave o rosto com sabonete específico para o seu tipo de pele, seque o rosto, aplique a máscara. Deixe agir por 15 minutos e enxágue com água fria. O efeito é restaurador!

Cardápio do Dia

Café da manhã

• Vitamina rosada: 5 colheres de sopa de frutas vermelhas batidas no liquidificador com leite de arroz.

• Pão sem glúten com ovo caipira quente.

• 1 xícara de chá de hibisco.

Lanche 1

1 fatia de manga.

Almoço

Entrada: Salada de rúcula, agrião, manga e gergelim preto (1 colher de café).

Prato principal: arroz cateto com brócolis e peixe assado com cebola e açafrão, purê de abóbora com cebolinha (abóbora refogada, bem cozida e amassada com um garfo. Acrescente a cebolinha ao final da preparação).

Sobremesa

Uma porção de morangos.

Lanche 2

1 torrada com guacamole.

Jantar

Entrada: Caldinho de lentilha.

Prato principal: omelete de 3 claras e 1 gema com cebola, tomate e orégano, legumes refogados em alho e azeite (cenoura, chuchu, brócolis).

Sobremesa: 1/2 mamão papaia.

RECEITAS DA SEMANA

Dia 1

Arroz negro com açafrão: refogue 1 xícara de arroz negro com alho, cebola e azeite e acrescente 2 1/2 xícaras de água. Cozinhe. Fique de olho no ponto do arroz, que deve ser mais al dente (pode ser necessário colocar mais água). Depois de quase pronto, acrescente 1 colher de café de açafrão.

Filé de linguado assado em crosta de mix de gergelim (preto e branco): deixe marinar o filé de peixe no limão por 15 minutos. Coloque 1 colher de sopa de gergelim branco e preto misturados em apenas um dos lados do filé e asse por 20 minutos em forno preaquecido em temperatura média.

Caldinho de abóbora com sálvia: refogue a abóbora cortada em cubos (bem laranja) com azeite, alho e cebola picadinha. Acrescente água e, quando estiver quase macia, coloque 1 colher de café de sálvia. Deixe um pouco de caldo e bata no liquidificador.

Espaguete de pupunha (palmito) ao creme de tofu com manjericão: normalmente, você encontra para vender pronto e congelado, mas é possível comprar a pupunha e ralar no ralador grosso no sentido longitudinal.

Creme de tofu: bata em um processador o tofu, com azeite e acrescente manjericão a gosto, ajuste o sal e coloque um pouquinho de leite de arroz só para deixar a textura cremosa.

Dia 2

Tapioca fina: compre a tapioca já hidratada e coloque 2 colheres de sopa da farinha em uma peneira para salpicar na frigideira e ficar fininha.

Risoto de arroz cateto com legumes (cenoura e brócolis) e shiitake: refogue 1 xícara de arroz cateto com alho, cebola e azeite e coloque 2 1/2 xícaras de água. Cozinhe. Fique de olho no ponto do arroz, que deve ser mais para papa (pode ser necessário acrescentar mais água). Depois de quase pronto, adicione 3 colheres de sopa de brócolis e cenoura cozidos separadamente no vapor e o shiitake grelhado em uma frigideira com manteiga Ghee e sal. Depois de pronto, coloque azeite, cebolete bem picadinho e misture tudo.

Para fazer a manteiga Ghee em casa, derreta dois tabletes de manteiga sem sal em fogo baixo. Desligue o fogo e deixe repousar por uma hora. Retire com uma colher a camada superior e, depois, coe com um coador de café o que restou. Aí está. Não precisa ser guardada na geladeira.

Creme de tofu ao alho-poró: bata em um processador o tofu, o azeite, o alho-poró a gosto e 4 macadâmias até formar uma pasta.

Arroz de couve-flor com curry e coentro ou cheiro-verde: bata a couve--flor em um processador até ficar moída (parecida com um arroz) ou corte-a pequenininha com a faca. Refogue com alho, azeite, cebola e cheiro-verde (ou coentro). Ao final da preparação, acrescente 1 pitada de curry.

Dia 3

Pastinha de tofu com cenoura e passas: bata em um processador o tofu, o azeite e acrescente cenoura crua a gosto até formar uma pasta homogênea. Coloque 1 colher de café de passas no final da preparação.

Homus tahine: reúna 2 colheres de sopa de tahine, 250g de grão-de-bico, 1 dente de alho, 1/2 xícara de chá de água, 1/2 limão espremido, 1 colher de sopa de azeite, 1 colher de sopa de salsinha picada (na hora) a gosto. Cozinhe o grão-de-bico em panela de pressão até ficar bem macio. Espere esfriar e bata no liquidificador com o alho, o tahine, a água e o sal, até formar uma pasta homogênea. Regue com o azeite e coloque a salsinha bem picadinha por cima.

Dia 4

Arroz negro: refogue 1 xícara de arroz negro com alho, cebola e azeite e acrescente 2 1/2 xícaras de água. Cozinhe. Observe o ponto do arroz para que fique mais al dente (pode ser necessário acrescentar mais água).

Shimeji grelhado: grelhe o Shimeji em uma frigideira de teflon, com 1 colher de chá de manteiga Ghee e sal a gosto.

Tabule de quinoa com manga: Ingredientes: 1 xícara de quinoa em grãos, 1 tomate sem sementes, 1/3 de pepino sem a casca e sem o miolo, 3 fatias de manga, folhas de hortelã a gosto, folhas de salsinha a gosto.

Cozinhe 1 xícara de quinoa com 2 xícaras de água. Acrescente todos os ingredientes picadinhos. Só a manga deve ser cortada um pouquinho maior para que o gosto fique mais evidente. Tempere com limão e azeite.

Sagu feito com suco de uva e chia: misture 100ml de suco de uva com 2 colheres de sopa bem cheias de semente de chia e 1 colher de chá de mel (faça pela manhã e deixe na geladeira para ficar na consistência correta).

Dia 5

Salmão assado com batatas (com a casca), azeite e alecrim: asse a posta de salmão (previamente marinada por 15 minutos no limão e sal) com batatinhas calabresas com casca (previamente cozidas em água e sal). Quando estiver quase no ponto, acrescente alecrim fresco a gosto e azeite.

Dia 6

Sardinha assada: Ingredientes: 1/4 xícara de azeite, 4 tomates maduros sem pele e sem sementes (picados em cubos grandes), 1/2 pimentão verde cortado em tiras, 500g de filé de sardinha fresca, 1 cebola cortada em anéis, 2 dentes de alho amassados, salsa picadinha, limão, sal. Tempere as sardinhas com limão e sal. Comece a arrumar em camadas finas na panela de pressão: tomate, cebola, alho, salsa, pimentão e sardinha, até terminar todos os ingredientes. Por último, derrame o azeite. Feche a panela e acenda o fogo. Quando começar a apitar, abaixe o fogo e desligue após 10 minutos. Abra a panela só depois que sair toda a pressão.

Creme de cenoura com gengibre: refogue a cenoura com azeite, alho e cebola picadinha. Acrescente água e raspas de gengibre a gosto. Quando estiver cozida, bata no liquidificador.

Dia 7

Purê de abóbora com cebolinha: amasse com um garfo a abóbora refogada e bem cozida. Acrescente a cebolinha no fim da preparação.

Guacamole: Ingredientes: 1 abacate médio, 1 tomate sem pele e sem caroço cortado em cubinhos, 1 cebola cortada em cubinhos, 2 gotas de pimenta tabasco, 1/2 limão espremido, 1/2 pimenta-de-cheiro (dedo de moça) picadinha, 1 colher (sobremesa) de coentro picadinho (opcional), sal a gosto. Com um garfo, amasse o abacate com o suco de limão. Misture todos os ingredientes.

Lista de compras

Determinadas ervas podem não ser recomendadas para pessoas com alguns tipos de problemas de saúde ou durante a gestação e a amamentação. Consulte sempre o seu médico.

Beleza

Mel
Açúcar granulado
Chá-verde (saquinhos)
Rodelas de algodão
Óleo de amêndoas
Filtro solar com FPS maior que 30
Sabonete indicado para o seu tipo de pele
Velas pequenas (de preferência a bateria)
Óleo essencial de lavanda
Abacate
Leite integral
Maçã
Iogurte natural
Mamão papaia maduro
Aveia em flocos

Cardápios

Feira (dê preferência aos orgânicos)[12]

Maçã: 2 unidades
Manga: 2 unidades
Pera: 2 unidades
Kiwi: 3 unidades
Laranja: 3 unidades
Abacate : 1 unidade
Banana: 6 unidades
Abacaxi: 1 unidade
Mamão papaia: 2 unidades
Pepino: 2 unidades
Salsão: 1 talo
Uva rosada: 2 cachos grandes
Gengibre: 1 raiz
Oleaginosas (100g de castanha-do-pará, 100g de amêndoas, 50g de macadâmia, 50g de nozes)
Alface (2 crespas, 2 roxas e 1 americana)
Rúcula: 1 maço
Agrião: 1 maço
Cheiro-verde: 2 maços
Coentro: 1 molho
Couve: 2 maços
Capim-limão
Tomates: 1kg
Tomate cereja: 1 bandeja
Cebola: 1kg
Cebola roxa: 2 unidades
Alho: 10 cabeças

12 Se está fora de cogitação que toda a sua lista de compras seja composta por produtos orgânicos, procure priorizar ao menos os alimentos a seguir, pois estão entre os que mais acumulam pesticidas: maçã, tomate, tomate cereja, pepino, uva, pimenta, pimentão, morango, pêssego, batata, espinafre e outras verduras verde-escuras.

Alho-poró: 1 talo
Broto de alfafa: 1 caixinha
Cenoura: 8 unidades
Brócolis: 1 unidade
Beterraba: 2 unidades
Rabanete: 4 unidades
Couve-de-bruxelas: 1 saquinho
Cenoura baby: 1 saquinho
Abóbora: 1/2 unidade média (bem alaranjada)
Abobrinha: 4 unidades
Chuchu: 3 unidades
Pimentão vermelho e amarelo: 1 unidade de cada
Espaguete de pupunha ou pupunha fresca (por ser em conserva, o palmito comum não é a melhor opção)
Repolho roxo: 1 unidade
Ovo caipira: 1 dúzia
Ovo de codorna: 1 caixa
Shiitake: 1 bandeja
Shimeji: 1 bandeja
Frutas vermelhas: 500g (o ideal é ser congelada para durar mais)

Outros

Pão sem glúten: 1 pacote
Ervas: cavalinha, hibisco, orégano, ervas finas, alecrim, manjericão, curry, açafrão, chá branco
Azeite: 1 vidro
Limão: 8 unidades
Vinagre balsâmico: 1 unidade
Vinagre de maçã: 1 unidade
Arroz negro
Arroz cateto
Gergelim branco e preto: 1 saquinho de cada

Canela em pau: 1 saquinho
Canela em pó: 1 potinho
Cravo: 1 saquinho
Espaguete de quinoa: 1 pacote
Bifum: um pacote
Tapioca hidratada: 500g
Geleia sem açúcar: 1 pote
Semente de chia: 1 saquinho
Quinoa em grãos: 500g
Semente de girassol: 1 saquinho
Lentilha: 500g
Mel: 1 pote
Leite de arroz: 1 litro
Suco de uva integral: 1 litro
Melancia
Aspargos
Couve-flor
Batata-doce
Ervilhas
Batata yacon
Batata-baroa
Hortelã
Pimentão verde
Passas
Grão-de-bico (para o homus)
Tabasco: um vidro pequeno
Manteiga Ghee

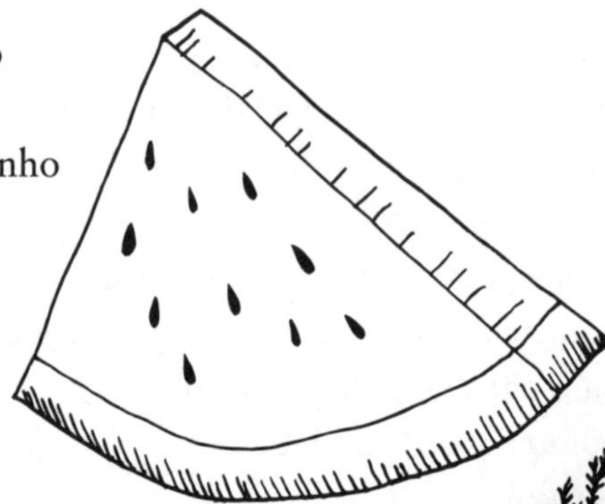

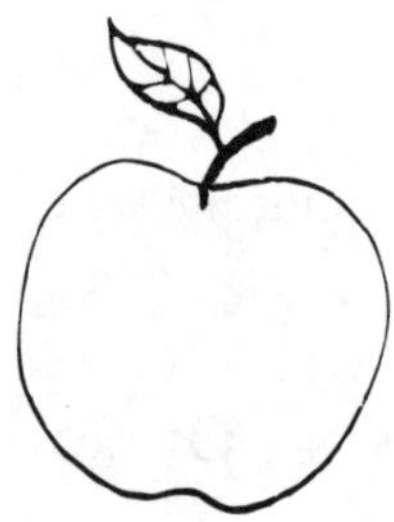

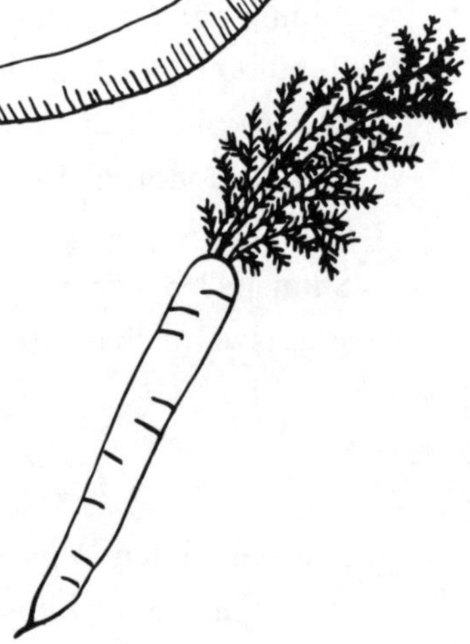

Proteínas

Filé de linguado: 6 unidades
Sardinha: 500g
Salmão em postas: 4 unidades
Tofu: 2 unidades (macio ou o cottage)

Alimentos que devem ser evitados na semana detox

Cafeína, alimentos industrializados, adoçantes artificiais, bebida alcoólica, alimentos de difícil digestão, como farináceos (com glúten), laticínios e carnes vermelhas ou frango, excesso de sal e açúcar, frituras.

Capriche na ingestão desses alimentos na semana detox:

Condimentos: canela, curry, pimenta rosa, páprica, pimenta chilli, semente de mostarda, cúrcuma (açafrão), alecrim, cominho, gengibre, sálvia, coentro, tomilho.

Agrião, brócolis, couve, couve-de-bruxelas, couve-flor, mostarda, rabanete, nabo, repolho, rúcula (se for cozinhar algum deles, que seja no vapor por até 3 minutos).

Alho, cebola, brotos

Tomate, melancia, goiaba

Chá verde ou branco

Clorofila (vegetais verde-escuros)

Cereja, frutas vermelhas, berinjela, rabanete, cebola roxa, açaí

Uvas rosadas, amoras, framboesas, morangos, groselha preta, berries, noz, noz pecã

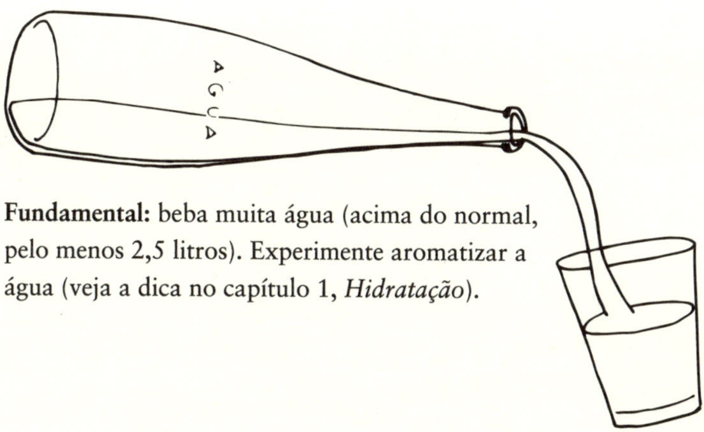

Fundamental: beba muita água (acima do normal, pelo menos 2,5 litros). Experimente aromatizar a água (veja a dica no capítulo 1, *Hidratação*).

Agradecimentos

A Elizabeth Neiva, nossa fonte inesgotável de inspiração e amor absoluto; Tarciso Neiva, Lysia e Pedro Paulo Martins, grandes exemplos de perseverança e amor.

A Valentina Neiva Marchetti e Alexandre Marchetti, pelo amor incondicional e estímulo que nos nutrem todos os dias.

A Gabriel Renault, pelo companheirismo e incentivo. A Joaquim Ribeiro Renault, pelo imenso amor que faz brotar a cada instante.

A Antonio Monteiro de Barros Benesi, que, apesar da distância, está sempre perto do coração da madrinha.

À nossa editora, Maryanne Linz, pela grande parceria, carinho, dicas preciosas e intervenções precisas. A Simone Ruiz, que acreditou neste projeto, mesmo antes de ele existir. A Bárbara Ferreira, pelo olhar atento.

A Andressa Tobita, pela amizade de sempre e que, na checagem, nos emprestou seus olhos de lince.

Ao querido amigo e mestre Thomaz Souto Corrêa, pelas lições inestimáveis de bom Jornalismo e amor pelas revistas.

Ao dr. Abdon Hissa, pela amizade e ensinamentos ao longo dos anos. Aos professores do Departamento de Dermatologia do Hospital Universitário Gaffrée e Guinle (Universidade Federal do Estado do Rio de Janeiro — UNI-Rio), que ensinam essa especialidade com amor e excelência.

A Daniela Wonglon, professora de oftalmologia, pela ajuda carinhosa.

A Marcelo Demarzo, do Centro Brasileiro de Mindfulness e Promoção da Saúde, especialista em medicina de família e professor da Universidade Federal de São Paulo, por ter dividido generosamente seu conhecimento para o capítulo *Mente*.

À psicóloga Carolina Menezes, professora da Universidade Federal de Pelotas, pelo cuidado com que nos forneceu informações para o capítulo *Mente*.

Ao dr. Michael R. Irwin, professor de psiquiatria e psicologia da Universidade da Califórnia, em Los Angeles (UCLA), e diretor do Cousins Center for Psychoneuroimmunology, Semel Institute for Neuroscience e do Mindful Awareness Research Center, pelas indicações bibliográficas preciosas.

Ao amigo Tiago Parente, hairstylist, pelo carinho e ótimas dicas.

À farmacêutica Claudia Souza e ao engenheiro Álvaro Boechat, ph.D., pela checagem de termos técnicos.

A Aline Muniz, pela simpatia e pelos dados que fizeram diferença.

Bibliografia

Almond, Christopher S. D. et al. Hyponatremia Among Runners in the Boston Marathon. *The New England Journal of Medicine.* 352, 15, 14 de abril de 2005.

Azevedo, Elaine de. *Alimentos Orgânicos: ampliando os conceitos de saúde humana, ambiental e social.* São Paulo: Senac, 2012.

Azulay, M. et al. Vitamina C. *Anais Brasileiros de Dermatologia.* vol. 78, n. 3, Rio de Janeiro, maio/junho 2003.

Basavaraj, K. H. et al. Diet in Dermatology: Present Perspectives. *Indian Journal of Dermatology.* 55(3), p. 205-10, julho/setembro 2010.

Black, David S. et al. Yogic Meditation Reverses NF-kB and IRF-Related Transcriptome Dynamics in Leukocytes of Family Dementia Caregivers in a Randomized Controlled Trial. *Psychoneuroendocrinology*, 38(3), p. 348-55, março 2013.

Bluth, Karen Leslie. *Mindfulness and Self-Compassion: Exploring Pathways to Adolescent Emotional Well-Being*. Tese de doutorado em Psicologia, University of Tennessee, 2012. Disponível em: <http://trace.tennessee.edu/utk_graddiss/1399>. Acesso em julho de 2014.

Boelsma, Esther et al. Nutritional Skin Care: Health Effects of Micronutrients and Fatty Acids 1, 2, 3. *American Journal of Clinical Nutrition,* vol. 73, n. 5, p.853-64, 2001.

Bowe, W.P. et al. Body Image Disturbance in Patients with Acne Vulgaris. *The Journal of Clinical and Aesthetic Dermatology*, 4(7), p. 35-41, 2011.

________. Diet and Acne, *The Journal of Clinical and Aesthetic Dermatology*, 63(1), p. 124-41, julho 2010.

________. Acne Vulgaris, Probiotics and the Gut-Brain-Skin Axis – Back to the Future?, *Gut Pathogens*, 3:1, 2011.

Bower, Julienne E. R. Yoga Reduces Inflammatory Signaling in Fatigued Breast Cancer Survivors: A Randomized Controlled Trial. *Psychoneuroendocrinology*, 43, p. 20-29, 2014.

Brown, K. W. et al. The Benefits of Being Present: Mindfulness and Its Role in Psychological Well-Being. *Journal of Personality and Social Psychology*, 84(4), p. 822-48, abril 2003.

Camargo Harris, Maria Inês Nogueira de. *Pele: estrutura, propriedades e envelhecimento*. São Paulo: Senac, 2009.

Carpenter, K. J. *The History of Scurvy and Vitamin C*. Cambridge University Press, 1986.

Carreiro, Denise Madi. *Alimentação — problema e solução para doenças crônicas*. São Paulo: VP Editora, 2007.

Carruthers, Alastair; Carruthers, Jean. *Toxina botulínica*. Rio de Janeiro: Saunders/ Elsevier, 2005.

Carvalho, Tales de; de Mara, Lourenço Sampaio. Hidratação e nutrição no esporte. *Revista Brasileira de Medicina do Esporte*, vol. 16, n. 2, Niterói, março/ abril 2010.

Cashman, M. W.; Sloan, S. B. Nutrition and Nail Disease. *Clinics in Dermatology*. 28(4), p. 420-5, julho/agosto 2010.

Casotti, Letícia; Suarez, Maribel; Campos, Roberta Dias (orgs.). *O Tempo da Beleza: consumo e comportamento feminino, novos olhares*. São Paulo: Senac, 2008.

Chiu A. E. et al. Double-Blinded, Placebo-Controlled Trial of Green Tea Extracts in the Clinical and Histologic Appearance of Photoaging Skin. *Dermatologic Surgery*, vol. 31(7 Pt 2), p. 855-60, discussion 860, julho 2005.

________. Chon S. Y.; Kimball A. B. The Response of Skin Disease to Stress: Changes in the Severity of Acne Vulgaris as Affected by Examination Stress. *Archives of Dermatology 2003,* 139 (7), p. 897-900, julho.

Costa, A.; Lage, D.; Moisés, T. A. Acne e dieta: verdade ou mito? *Anais Brasileiros de Dermatologia,* 85(3), p. 346-53, 2010.

Cozzolino, Silvia M. Franciscato. *Biodisponibilidade de nutrientes*. São Paulo: Manole, 2007.

Creswell, J. David et al. Mindfulness-Based Stress Reduction Training Reduces Loneliness and Pro-Inflammatory Gene Expression in Older Adults: A Small Randomized Controlled Trial; Brain, Behavior, and Immunity, 26(7), p. 1095-101, 2012.

David , Renata Boscaini; de Paula, Roberta Felário; Schneider, Aline Petter. Lipodistrofia ginoide: conceito, etiopatogenia e manejo nutricional. *Revista Brasileira de Nutrição Clínica*, 26 (3), p. 202-6, 2011.

Del Priore, Mary. *Corpo a corpo com a mulher: pequena história das transformações do corpo feminino no Brasil*. São Paulo: Senac, 2000.

Detwiler S.P. et al. Bubble Hair. Case Caused by an Overheating Hair Dryer and Reproducibility in Normal Hair with Heat. *American Academy of Dermatology*, 30(1), p. 54-60, janeiro 1994.

Downing, Sarah Jane. *Beauty and Cosmetics 1550-1950*. Oxford: Shire Publications, 2012.

Draelos, Zoe D. *The Art and Science of New Advances in Cosmeceuticals*. Elsevier Health Sciences, 2011.

Eco, Umberto (org.). *História da beleza*. Rio de Janeiro: Record, 2010.

El-Domyati, Moetaz; Medhat, Walid. Minimally Invasive Facial Rejuvenation: Current Concepts and Future Expectations. *Expert Review of Dermatology*, 8(5), p. 565-580, 2013.

Etcoff, Nancy. *A lei do mais belo: a ciência da beleza*. Rio de Janeiro: Objetiva, 1999.

Evans, Julie A.; Johnson, Elizabeth J. The Role of Phytonutrients in Skin Health. *Nutrients*, 2(8), p. 903-928, agosto 2010.

Fenske N. A.; Lober C. W.; Structural and Functional Changes of Normal Aging Skin. *Journal of the American Academy of Dermatology*, 15(4 Pt1), p. 571-85, 1986.

Fitoussi, Michèle. *A mulher que inventou a beleza*. Rio de Janeiro: Objetiva, 2013.

Gkogkolou, Paraskevi; Böhm, Markus. Advanced Glycation end Products: Key Players in Skin Aging? *Dermato-Endocrinology*, 1º de julho de 2012.

Harvard Health Publications. Positive Psychology: harnessing the power of happiness, mindfulness and inner strength. Boston: Harvard University, 2013.

________. Simple Changes, Big Rewards: A Practical Easy Guide for Healthy, Happy Living. Boston: Harvard University, 2014.

Helfrich, Yolanda Ros; Sachs, Dana L.; Voorhees, John J. Overview of Skin Aging and Photoaging. *Dermatology Nursing*, 20(3), p. 177-183, 2008.

________. Overview of Skin Aging and Photoaging. *Dermatology Nursing*, 20(3), p. 177-83, quiz 184, junho 2008.

Hirschbruch, Marcia Daskal; de Carvalho, Juliana Ribeiro. *Nutrição esportiva, uma visão prática*. São Paulo: Manole, 2004.

Howard, Molly E., White, Nicole D. Potential Benefits of Cinnamon in Type 2 Diabetes. *American Journal of Lifestyle Medicine*, 7(1), p. 23-26, 2013.

Ismail, N. H.; Abdul Manaf, Z.; Azizan, N. Z. High Glycemic Load, Milk and Ice Cream Consumption are Related to Acne Vulgaris in Malaysian Young Adults: A Case Control Study. *BMC Dermatology*, 12(1), p. 13, 2012.

Jayakar, Thomas; Kumar, Parimalam; Ragavi, B. Sindhu. Hormonal Acne, Leading to a Paradigm Shift in the Management of Acne. *Expert Review of Dermatology*, 8(3), p. 225-227, 2013.

Kalluff, Lucyanna. *Fitoterapia funcional, dos princípios ativos à prescrição de fitoterápicos*. São Paulo: VP Editora, 2008.

Lamarão, Renata da Costa; Fialho, Eliane. Aspectos funcionais das catequinas do chá verde no metabolismo celular e sua relação com a redução da gordura corporal. *Revista de Nutrição*, vol. 22, n. 2, Campinas, março/abril 2009.

Logan, Alan C.; Treolar, Valor. *The Clear Skin Diet*. Cumberland House, 2007.

Melnik, B.; Jansen, T.; Grabbe, S. Abuse of Anabolic-Androgenic Steroids and Bodybuilding Acne: An Underestimated Health Problem. *Journal der Deutschen Dermatologischen Gesellschaft*, 5(2), p. 110-7, fevereiro 2007.

Misbah, H. Khan. Treatment of Cellulite Parts I and II. *Journal of the American Academy of Dermatology*, vol. 62, Issue 3, p. 361-370, março 2010.

Morace, Francesco. *Consumo autoral: as gerações como empresas criativas*. São Paulo: Estação das Letras e Cores, 2012.

Mostofsky, David I. *The Handbook of Behavioral Medicine*. Wiley Blackwell, 2014.

Naves, Andréia. *Nutrição clínica funcional, modulação hormonal*. São Paulo: VP Editora, 2010.

Negri, Giuseppina. Diabetes melito: plantas e princípios ativos naturais hipoglicemiantes. *Revista Brasileira de Ciências Farmacêuticas*, vol. 41, n. 2, abril/junho 2005.

Novaes, Joana de Vilhena. *Com que corpo eu vou? Sociabilidade e usos do corpo nas mulheres das camadas altas e populares*. Rio de Janeiro: PUC-Rio/ Pallas, 2010.

Pappas, Apostolos. *Nutrition and Skin Lessons for Anti-Aging, Beauty and Healthy Skin*. Nova York: Springer, 2011.

________. The Relationship of Diet and Acne, a Review. *Dermato-endocrinology*, 1(5), p. 262–267, setembro/outubro, 2009.

Paschoal, Valéria; Naves, Andréia; da Fonseca, Ana Beatriz B. L. *Nutrição clínica funcional, dos princípios à prática clínica*. São Paulo: VP Editora, 2007.

Perricone, Nicholas. *A promessa Perricone*. Rio de Janeiro: Campus, 2006.

________. *The Wrinkle Cure*. Nova York: Warner Books, 2000.

Picardo, M.; Ottaviani, M.; Camera, E.; Mastrofrancesco, A. Sebaceous gland lipids. *Dermato-endocrinology*, 1(2), p. 68-71, 2009.

Piccardi, N.; Manissier, P. Nutrition and Nutritional Supplementation: Impact on Skin Health and Beauty. *Dermato-endocrinology*, 1(5), p. 271-4, setembro, 2009.

Pinheiro, Ana Beatriz Vieira et al. *Tabela para avaliação de consumo alimentar em medidas caseiras*. Rio de Janeiro: Atheneu, 2005.

Popkin, Barry M.; D'Anci, Kristen E.; Rosenberg, Irwin H. Water, Hydration and Health. *Nutrition Reviews*, 69(8), p. 439-458, agosto 2010.

Pray, W. Steven; Pray, Joshua. J. Managing Dry Skin. *US Pharmacist*, 30(3), 2005.

Rabe, J. H. et al. Photoaging: Mechanisms and Repair. *Journal of the American Academy of Dermatology*, 55 (1), p.1-19, julho 2006.

Revista Brasileira de Medicina do Esporte. Modificações dietéticas, reposição hídrica, suplementos alimentares e drogas: comprovação de ação ergogênica e potenciais riscos para a saúde. [on-line] vol. 15, n. 3, suppl., p. 2-12, 2009.

Rubin, M. G.; Kim, K.; Logan, A. C. Acne Vulgaris, Mental Health and Omega-3 Fatty Acids: A Report of Cases. *Lipids in Health and Disease*, 7, p. 36, 2008.

Sajić, Dušan; Asiniwasis, Rachel; Skotnicki-Grant, Sandy. A Look at Epidermal Barrier Function in Atopic Dermatitis: Physiologic Lipid Replacement and the Role of Ceramides. *Skin Therapy Letter*, 17(7), 2012.

Salgado, Jocelem. *Faça do alimento o seu medicamento*. São Paulo: Madras, 2000.

Sampaio, Sebastião A. P., Rivitti, Evandro A. *Dermatologia*. São Paulo: Artes Médicas, 2007.

Sawka, M. N.; Cheuvront, S. N.; Carter, R. Human Water Needs. *Nutrition Reviews*, 63(6 Pt 2):S30-9, junho 2005.

Schagen, Silke K. et al. Discovering the Link Between Nutrition and Skin Aging. *Dermato-endocrinology*, 4:3, p. 298-307, julho-dezembro 2012.

Scheinfeld, N; Dahdah, M. J.; Scher, R. Vitamins and Minerals: Their Role in Nail Health and Disease. *Journal of Drugs in Dermatology*, 6(8), p. 782-7, agosto 2007.

Seligman, Martin E. P., ph.D. *Florescer: uma nova compreensão sobre a natureza da felicidade e do bem-estar*. Rio de Janeiro: Objetiva, 2011.

Shenefelt, Philip D. Management of Psychodermatologic Disorders. *Dermatology Nursing*, outubro 2010.

Smalls, L. K. et al. Effect of Weight Loss on Cellulite: Gynoid Lypodystrophy, 118 (2), p. 510-6, agosto 2006.

Stevenson, N. J. *Cronologia da moda: de Maria Antonieta a Alexander McQueen*. Rio de Janeiro: Zahar, 2012.

Strauss, J. S. Guidelines of Care for Acne Vulgaris Management. *Journal of the American Academy of Dermatology*, 56(4), p. 651-63, abril 2007. Epub: 5 de fevereiro de 2007.

Thiboutot, D. Global Alliance to Improve Outcomes in Acne. New insights into the management of acne: an update from the Global Alliance to Improve Outcomes in Acne group. *Journal of the American Academy of Dermatology*, 60 (5):S1-50, maio 2009.

Walker, H. K. et al. *Clinical Methods — The History, Physical, and Laboratory Examinations*. Jefferson, N. C.: McFarland and Company, Inc. Publishers, 1990.

Wheeland, Ronald G. History of Lasers in Dermatology. *Clinics in Dermatol*, 13, p. 3-10, 1995.

Williams, M. E. *Geriatric Physical Diagnosis: A Guide to Observation and Assessment*. Jefferson, N. C.: McFarland and Company, Inc. Publishers, 2007.

Zane, L. T. Psychoneuroendocrinimmunodermatology: Pathophysiological Mechanisms of Stress in Cutaneous Disease. In: Koo J. Y. M.; Lee C. S. (eds.) *Psychocutaneous Medicine*. Nova York: Marcel Dekker, 2003, p. 65-95.

Links acessados em julho de 2014:

Sociedade Brasileira de Dermatologia: www.sbd.org.br

Sociedade Brasileira de Endocrinologia e Metabologia: http://www.sbemrj.org.br/ovarios_policisticos.html

American Academy of Dermatology: www.aad.org

Harvard University Health Services, Center for Wellness: www.harvard.edu

Speculum Alchemiae Prague Museum: http://www.alchemiae.cz/en/about-us

"Óculos de sol: cópias não protegem e podem causar desconforto", em:

http://www.einstein.br/einstein-saude/em-dia-com-a-saude/paginas/oculos-de-sol-copias-nao-protegem-e-podem-causar-desconforto.aspx.

"Achado arqueológico revela as 77 ervas do elixir da juventude" em: http://noticias.terra.com.br/ciencia/achado-arqueologico-revela-as-77-ervas-do-elixir-da-juventude,e85694174c97e310VgnCLD2000000dc6eb0aRCRD.html

"Dietary Reference Intakes: Electrolytes and Water", em: http://www.iom.edu/~/media/Files/Activity%20Files/Nutrition/DRIs/DRI_Electrolytes_Water.pdf

Healthy Beverage Guidelines: http://www.hsph.harvard.edu/nutritionsource/healthy-drinks-full-story/

Ministério da Justiça/ Observatório Brasileiro de Informações sobre Drogas, em: http://www.obid.senad.gov.br/portais/OBID/biblioteca/documentos/Dados_Estatisticos/populacao_brasileira/II_levantamento_nacional/Substancia/326829.pdf

Dados Euromonitor/ Nielsen, divulgados pelo G1: http://migre.me/jGYu1

"Booming Brazil", em: http://www.cosmeticsbusiness.com/technical/article_page/Opinion__Booming_Brazil/94701

"Growing evidence suggests possible link between diet and acne, American Academy of Dermatology", em: http://migre.me/kpiyT

"No SPFW, tops falam sobre uso de chip de hormônio e testosterona", em: http://migre.me/kpiA0

University of Michigan Health System, University of Michigan Integrative Medicine: About Healing Foods Pyramid™, em: http://www.med.umich.edu/umim/food-pyramid/about.htm

University of Michigan Health System, University of Michigan Integrative Medicine: Healing Foods Pyramid™ Water, em: http://www.med.umich.edu/umim/food-pyramid/water.htm

"Beauty Will Save the World, de Aleksandr Solzhenitsyn", em: http://www.mro.org/mr/archive/24-2/articles/beauty.html

"An Anglo-Saxon Tale: Lady Godiva", em:
http://www.bbc.co.uk/history/ancient/anglo_saxons/godiva_01.shtml

110 SL
Moda

Conheça mais sobre nossos livros e autores no site
www.objetiva.com.br

Disque-Objetiva: (21) 2233-1388

Este livro foi impresso na
LIS GRÁFICA E EDITORA LTDA.
Rua Felício Antônio Alves, 370 – Bonsucesso
CEP 07175-450 – Guarulhos – SP
Fone: (11) 3382-0777 – Fax: (11) 3382-0778
lisgrafica@lisgrafica.com.br – www.lisgrafica.com.br